主 编

汤 军

# 膏坛阔论

——膏方知识108问

**1**

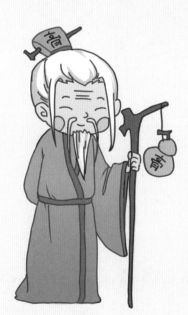

全国百佳图书出版单位

中国中医药出版社

·北 京·

**图书在版编目（CIP）数据**

膏坛阔论 . 1，膏方知识 108 问 / 汤军主编 . —北京：
中国中医药出版社，2023.10
ISBN 978-7-5132-8435-6

Ⅰ . ①膏… Ⅱ . ①汤… Ⅲ . ①膏剂—方书—中国
Ⅳ . ① R289.6

中国国家版本馆 CIP 数据核字（2023）第 182094 号

---

**中国中医药出版社出版**

北京经济技术开发区科创十三街 31 号院二区 8 号楼
邮政编码 100176
传真 010-64405721
保定市西城胶印有限公司印刷
各地新华书店经销

开本 710×1000 1/16 印张 11.5 字数 163 千字
2023 年 10 月第 1 版 2023 年 10 月第 1 次印刷
书号 ISBN 978-7-5132-8435-6

定价 80.00 元
网址 www.cptcm.com

服 务 热 线 010-64405510
购 书 热 线 010-89535836
维 权 打 假 010-64405753

微信服务号 zgzyycbs
微商城网址 https://kdt.im/LIdUGr
官方微博 http://e.weibo.com/cptcm
天猫旗舰店网址 https://zgzyycbs.tmall.com

如有印装质量问题请与本社出版部联系（010-64405510）

# 《膏坛阔论 1——膏方知识 108 问》
## 编委会

| | | |
|---|---|---|
| 主　　审 | 陈昕琳 | |
| 顾　　问 | 宋　康 | |
| 封面题字 | 陈　意 | |
| 主　　编 | 汤　军 | |
| 副 主 编 | 钱　玥　徐俪颖　洪小兵 | |

编　　委（以姓氏笔画为序）

邓艳华　朱　博　刘　笑　汤　军　陈　凯

陈天玺　陈永青　洪小兵　钱　玥　徐俪颖

郭　蕾　蒋梦霞

学术秘书　蒋梦霞　陈天玺

插　　图　李　莹

## 主编介绍

浙江省名中医，主任中医师，浙江省中医院中医内科主任兼治未病科主任，第四批全国老中医药专家学术经验继承人，宋康全国老中医药专家学术经验传承工作室主任，第三批全国优秀中医临床研修人才，国家中医药管理局中医药文化科普巡讲专家，世界中医药学会联合会中医临床思维专业委员会副会长、中医膏方专业委员会副会长，海峡两岸医学卫生交流

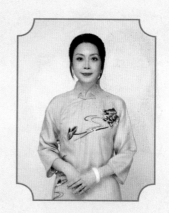

汤　军

协会睡眠医学专业委员会副主任委员，中华中医药学会膏方分会副主任委员，中国中医药信息研究会膏方分会副会长，中华中医药学会胶类中药与膏方临床应用指导老师，浙江省中医药学会体质分会主任委员。

专业特长：中医内科（中西医结合呼吸内科）、治未病（养生保健）、中医药文化传播。

治疗优势：防治结合，内外治结合，擅长各类疾病缓解期的固本治疗即冬病夏治、冬令及四季膏方调治；师从中国工程院院士、国医大师王琦教授，擅长体质评估，擅长用中医养生方法综合调理偏颇体质与亚健康状态。长期致力于冬令膏方、四季膏方的全国及国际推广普及工作。

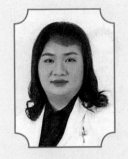

钱 玥

医学硕士，中西医结合副主任医师，硕士研究生导师，杭州市五云山医院康养中心主任。杭州市首届中青年名中医，浙江省医坛新秀，杭州市医坛新秀，汤军省级名老中医专家传承工作室成员，中华中医药学会体质分会委员，浙江省中医药学会体质分会委员兼青委会副主任委员。主持和参与厅局级科研项目 10 余项，发表学术论文 20 余篇，参编著作 4 部。擅长使用中医及中西医结合方法治疗内科常见病、多发病，尤擅于各种恶性肿瘤术后及放化疗后的综合调治、老年病康复和全程健康管理。

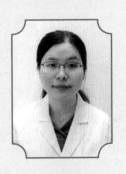

徐俪颖

博士，副主任中医师，副教授，硕士研究生导师，浙江省医坛新秀。第七批全国老中医药专家学术经验继承人，宋康全国老中医药专家学术经验传承工作室秘书。长期从事中医门诊及急诊内科临床、科研和教学工作。主持和参与课题 16 项，其中主持国家自然科学基金项目 1 项，浙江省自然科学基金项目 1 项，厅局级项目 2 项，作为第一作者发表论文 18 篇，作为副主编及编委参编学术著作及教材 11 部。

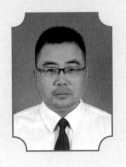

洪小兵

1998 年毕业于浙江中医药大学，台州市首届中青年名中医，主任中医师，台州市中医院医务部主任，宋康全国老中医药专家传承工作室台州基层工作站主任，浙江省中医药学会中西医结合感染病分会委员。先后师从浙江省名中医李伟林教授和汤军教授，擅长治疗内科常见病、多发病、疑难病，尤其对呼吸系统疾病及肿瘤、失眠、肥胖等内科杂病疗效有独到之处，同时注重"治未病"与养生保健。

# 温 序

　　膏方，是中医药的重要剂型之一，在先秦成书的《山海经》和中医学的祖本《黄帝内经》中都有提及，东汉时期已经成形，之后不断完善，至明清时期完全成熟。传统意义上的膏方，基本是历代医家们创造出的成方成药，为后世长期袭用。真正成为被医家广泛应用、老百姓普遍接受的灵活多样的膏剂，是近现代，尤其是近几十年的事，应当说是与国家经济生活不断向好和中医学快速进步，特别是不断升温的养生热的催化有直接关系。在中医药领域掀起的这股承古出新之风，率先在我国的南方地区发端，并逐渐在全国范围内形成燎原之势，一个时期内对中医药养生和临床医学的发展产生了重大影响。2009 年 11 月，中华中医药学会首届膏方学术论坛在江苏南京举办，笔者应邀在论坛上做了"中医的文化观与膏方文化"的主题演讲。之后，每年都有膏方的专题会议召开，并且规模越来越大，影响越来越广泛。笔者参加过几次这样的会议，与在浙江推广膏方疗法具有代表性的专家之一汤军教授有了较多的接触。她研膏方、用膏方、讲膏方、写膏方，这次推出的《膏坛阔论》系列书籍，就是她的心得之作。

　　如何看待膏方、应用膏方、推广膏方，近年来出现的著述不少，也有人请我写评作序的。汤军的这本书，有她独到的特色，其中两点是比较亮眼的。

　　第一，她运用的是提纲挈领式的问答方法，用简明扼要的叙述、通俗易懂的语言把膏方的概念、膏方的历史、膏方的内涵、膏方的适宜人群、膏方的吃法、膏方的宜忌、膏方的制作、膏方的选材等涉及膏方的一系列问题娓娓道来，把复杂的学术问题简单化、艰涩的学术表达明晰化、专业的学术内容群众化，开门见山地回答了读者在膏方领域内最关切的问题，给读者一个直截了当的答案。

问答法，是国内外学术界公认的有效表达方法，在我国先秦时期就得到了广泛应用。在孔子 492 章的《论语》中，有 440 多章都是用这个方法撰写的；中医学的代表性著作《黄帝内经》，也是由黄帝与岐伯等医家对话的方式生成的。20 世纪 60 年代出版的科普著作《十万个为什么》，是国内现代运用问答式写作方法的典范，60 年来先后出版了 6 个版本，累计发行量过亿。在国外，被后人公认的西方哲学奠基者的古希腊著名思想家、哲学家、教育家苏格拉底和柏拉图，都因问答法的奇妙运用受到世人的崇敬，他们的发明被称为是"最聪明的劝诱法"。与那些有意无意中把科普著作越写越繁、越写越杂、越写越乱、越写越让人看不懂的著述相比，这种大道至简的表述方法应当得到传承和发扬光大。

《膏坛阔论》的作者，学习和效仿古今贤人们的成功经验，通过广泛的调查研究，针对读者的基本需求，有的放矢设问、切中要害作答，是对中医药文化传播和知识普及负责任的表现，一定会获得读者的青睐而赢得一大拨拥趸的。需要提及的是，该书作者还巧妙地引入了"108"这个在中国健康文化中有特定意义的数字，用以代表"茶寿"的健康追求、饮茶的健康学意义，通过 108 个问题的传递，从文化学深度揭示了膏方文化的健康理念和健康导向。

讲好中医药故事，是传播中医药文化、普及中医药知识的主要手段之一，作为国家中医药管理局的中医药文化科普巡讲团专家之一，汤军教授紧紧地抓住了这个要领、娴熟地掌握了这个技巧，实践证明，已经在她的众多科普讲座中取得了成功；如今又把它运用到这本普及膏方知识的著作中，自然是得心应手的再尝试，祝愿她再次获得成功。

第二，她采取的是"一分为二"的双向表达方法，全面地阐释了膏方的精准含义。如何对事物进行表述，汉语的方式是多种多样的，其中"说一不二"的联想式方法应用得相当普遍，即对一个事物正反两面的内容，只明确说明其中的一个方面，另一个方面则留给人们自己去思考。譬如介绍一种食物，作者可能会用各种词汇来形容其美好，让人们尽知其美；而对它丑陋的一面往往避而不谈，让人们自己去琢磨。这虽然是一种通用的文法，但如运用不当，就会对知识，尤其是科学知识的传播造成误导，从而引起部分受众认知和应用上的偏差。或许，这与近年来养生热中出现的诸多乱象不无关系。说什么食物好，说得天花乱坠，极端化的说辞完全掩盖了它不足的一面；说什么食物坏，说得一塌糊涂，无限制地夸张让人们看不到它的长处。这些作品，客观上降低了科普宣传的科学性本质，助长了一些科普宣传成为市场奴隶的歪风。

《膏坛阔论》一书的作者，立场鲜明，开诚布公地运用"一分为二"的辩证方法，给读者一个科学认识膏方的答案，激情笔触中透发出的是一位科学工作者的道德良知和严谨精神。

膏方是百益无害的药吗？不！书中的答案是有利有弊。所有的药物都有它的适应证和局限性，膏方也不例外，用对了，对身体有益，用错了，反会对机体造成伤害。因此，现代的膏剂尤其强调"一人一方"的个性化原则，充分体现出医者对服膏者的人性化关怀。

膏方的功效是纯进补吗？不！书中的答案是有补有清。应用膏方要依据中医原理，辨证立法，辨体施药，当补则补，当清则清，燮理应变，执中平衡。正如秦伯未先生所说："膏方非但纯补剂，乃包含救偏却病之义。"

膏方的药材一定要用贵重的吗？不！书中的答案是有贵有贱。"药物无贵贱，治病是良丹。"膏方的标准是取效为上，不是以价格贵贱论优劣的。膏方中确实常用一些像人参、冬虫夏草、驴皮胶、龟甲胶等细贵药物，但大量的还是与服用者病情相适应的普通药物。

膏方一定要坚持长期服用吗？不！书中的答案是有长有短。膏方确实需要有一个相对较长的服药过程，但不是有头无尾，也不提倡终身服用。"无征不药""药不滥用"和"中病即止",是膏方服用遵循的基本法则。

如此等等,书中的所有答案都是按照中医"因人、因时、因地"的观点,用"一分为二"的方法科学解析的。

"经之至者,道也;所以明道者,其词也;所以成词者,字也。由字以通其词,由词以通其道,必有渐。"(清·戴震《与是仲明论学书》)立足点的准确定位、内容的科学组织、文字的准确表达,是服务大众健康、实现中医药文化传播和知识普及的必须之路、必由之路、必然之路。在科学知识的表达上,严肃认真的精神要体现在它的方方面面,一个字也不能含糊。

该书的闪光点还多,恕笔者愚钝,难以尽见尽言,仅以以上两点为例表明个人的看法,与是书为序,与读者共勉。

温长路

2023 年 9 月于北京

(国家中医药管理局中医药文化建设与科学普及专家委员会委员、中国科协全国首席科学传播专家、中华中医药学会学术顾问)

"寒辞去冬雪，暖带入春风。"冬季，动物蛰伏冬眠，植物落叶归根，一切均将生机藏于大地之中，以待来年更好地生长。《黄帝内经》认为"冬三月""养藏之道也"。冬季是匿藏精气的时节，亦是进补的最佳季节。

秦伯未在《膏方大全》中说："膏方者，盖煎熬药汁成脂液，而所以营养五脏六腑之枯燥虚弱者也，故俗称膏滋药。"膏方作为滋补佳品历来就受到养生者的喜爱，但是由于膏方中多含贵细药材与贵重胶类，价格较昂贵，医生处方难度较高，因此以往只是皇室贵族或极少数有钱人家才能享用的"奢侈品"。随着人民生活水平的提高以及养生意识的增强，"旧时王谢堂前燕"，已逐渐"飞入寻常百姓家"，为越来越多的人所熟悉、接受和使用。

四季交替，春生、夏长、秋收、冬藏，人体亦是如此。除了冬季，一年四季都需要顺应气候变化进行养生，于是就有了四季膏方的推广，当今膏方不仅仅在冬季使用，更可根据不同人的体质，四时运用，随症加减，这样一来，膏方的受众面就更广了。

作为一名从医 50 余年的临床中医师以及膏方的积极倡导者，我发现如今疾病谱已有极大变化，已由急性病、感染性疾病为主转向以慢性病、代谢性疾病为主，这和人们身处节奏快、压力大的生活环境息息相关。即便体检数据正常，但因为精力透支，有不少中青年人出现头晕腰酸、疲倦乏力、头发早白等亚健康状态。在我的门诊，一般一剂膏方再加上生活方式的调整就可使他们恢复常态；而针对一些慢性病患者，尤其对于免疫力低下的康复期患者，服用膏方能够提高他们的免疫功能，预防疾病复发、进展，充分体现了中医"上工治未病"的理念。而且膏方口感适宜，携带方便，这也正是十余年来膏方从仅在江浙沪一带流行发展到如今红遍祖国大江南北甚至闻名海外的原因。

但是随着膏方的迅速走俏，随之也遇到了一些客观挑战。比如一般膏方药物多、药量大、服用的时间比较久，因此要求临床医师在开膏方的时候必须具备扎实的理论功底和丰富的临床经验，充分把握适应证，运筹帷幄，精准辨证，选方用药配伍精良、阴阳调和、攻补兼施；另外，面对服用者在长期服用过程中不可避免遇到的感冒、腹胀、上火甚至血压升高等状况，或者面对贮存等方面的疑惑，患者或初学开膏方的中医师往往不知如何应对。有些服用者直接把昂贵的膏方一扔了之，甚至对膏方产生误解，成了膏方的负面"宣传员"，虽然部分服用者发现疑问后也会再次挂号去门诊询问，但必然给他们造成诸多麻烦，浪费时间、精力和金钱。因此，为初学开膏方的中医师和膏方服用者做相关科普知识的宣传显得尤为重要。虽然每年膏方节的时候各家医院都会有一些宣传，但是往往不够系统和全面。

就在此时，浙江省中医院中医内科的汤军主任为《膏坛阔论1——膏方知识108问》一书找我作序，我欣然接受，这个题材正好为初学开膏方的中医师及膏方服用者带来了福音。

拿到此书的样稿，才翻看了几页，便觉眼前一亮，一个个小问题简明扼要，下面还配有卡通漫画。该书是汤军主任及其团队多年临床经验的心血集成，所谓"千淘万漉虽辛苦，吹尽黄沙始到金"。她深入浅出地回答了膏方临床使用的时机、适用人群、保存方法等众多问题，可以说是一本活脱脱的"膏方使用说明书"。书中提及的都是大家有最多疑问的要点，并且以大众喜闻乐见的形式，寓教于乐，轻轻松松就能让大家了解到自己所需要的知识。

"读书之乐乐陶陶，起并明月霜天高"，一本书通读下来，是满满的精神满足。

　　相对我们老一辈膏方人来讲，汤军主任是膏方界的后起之秀，但也已经有 20 余年"膏龄"，我从 2009 年起筹建中华中医药学会中医膏方分会，那时与浙江联系最多的专家是汤军主任的老师陈意教授与宋康教授。2014 年汤军主任邀请我作为主讲嘉宾参加她主办的浙江省膏方学习班，由此与她正式相识。此后她积极参加膏方分会的筹备直至正式成立，这些年来我见证了她的努力与成长。她目前是浙江省名中医、中华中医药学会膏方分会副主任委员，已经成为膏方界的中坚力量。汤军主任在繁忙临床工作的同时又如此精心地编写了这本科普膏方书，作为前辈，我深感欣慰，我被她焚膏继晷的精神所感动，有他们的存在，膏方这个中医瑰宝必定会薪火相传！

周端

2023 年 9 月于上海

（中华中医药学会膏方分会名誉主任委员）

# 目　录

### 第四章　膏方适宜人群有哪些

## 第七章　膏方制作自己来（常用膏方简介）

第一章

# 膏方的基本知识

# 1.什么是膏方

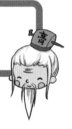

膏方，又名膏剂，以其剂型似膏状而名，属于中药传统八大剂型——丸、散、膏、丹、汤、酒、露、锭之一。通常定义是将药物用水或植物油煎熬浓缩而成的剂型，事实上其制作方法和使用材料会更广泛。

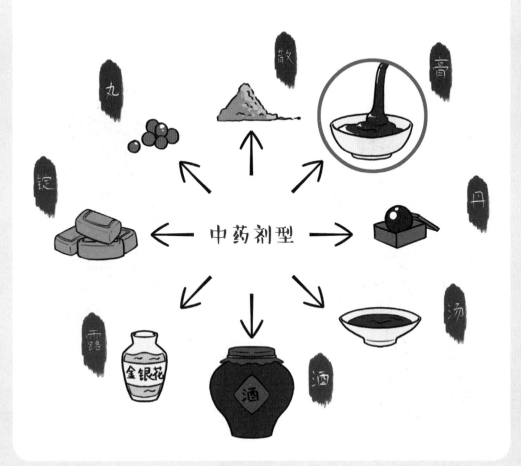

## 2.膏方有哪几种

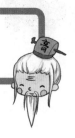

膏方（膏剂）分内服和外用两种。外用膏剂是中医外治法中常用的药物剂型，有软膏、硬膏。内服膏剂多指煎膏，又称膏滋药，是滤取药物的煎液，经浓缩后加入胶类、糖、蜂蜜等熬炼成的稠厚药膏，其处方多为滋补性质。膏方又分为成膏膏方和个体膏方，本书重点介绍个体膏方。

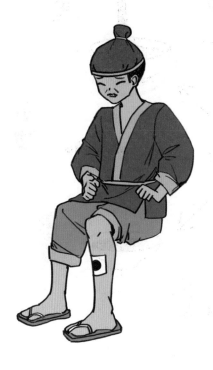

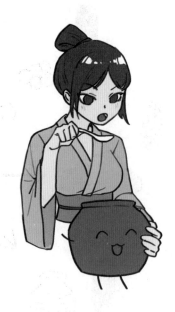

# 3. 什么是冬令膏方

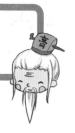

　　利用冬天这个收藏的季节，用膏方这种特殊的中药剂型来调节人体的气血阴阳，可使来年有更充沛的精力学习、工作和生活。冬季是进补的最佳季节，而膏方是冬令进补的最佳剂型。

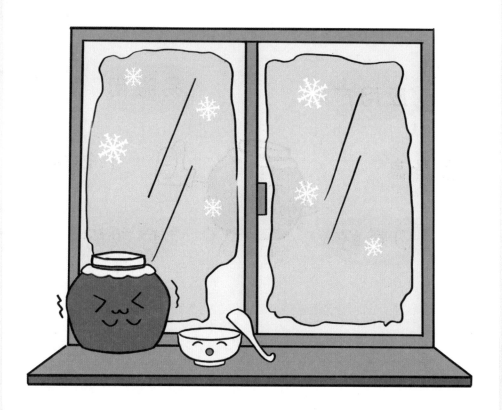

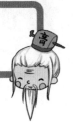

## 4. 服用膏方有什么好处

　　膏方一人一方，疗效显著；体积小，含量高，服用方便；口感润滑，服用适口；实用性广，有病治病，无病强身。

应用广

易服用

含量高

个体化

口感好

疗效好

# 第二章

# 膏方古今知多少

# 5.膏方在历史上是如何变迁的

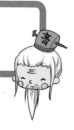

膏方起源于汉唐，成熟于明清，发展于现代。

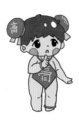

膏小白：初出茅庐的中医小白

**先秦秦汉时期**（以外用为主）

◆《山海经》：出现外用膏剂的雏形。

◆马王堆《五十二病方》：最早记载膏方的医书。

◆《黄帝内经》：记载有外用的豕膏、马膏。

◆东汉张仲景的《金匮要略》：大乌头煎、猪膏发煎是最早记载的内服膏方。

**魏晋南北朝时期**（内外并用）

◆晋·葛洪的《肘后备急方》："治百病备急丸散膏诸要方"，既可外用，又可内服，以治疗为主。

◆南北朝陈延之的《小品方》：单地黄煎是最早的滋补膏方。

**隋唐时期**（膏煎同义）

◆唐·孙思邈的《备急千金要方》：苏子煎，制备方法与现代膏滋方非常相似。

◆唐·王焘的《外台秘要》载"古今诸家煎方六首"皆为内服，"古今诸家煎方四首"外敷为主兼内服。

**宋金元时期**（膏代替煎）

◆南宋洪遵的《洪氏集验方》：琼玉膏是主治虚劳养阴润肺的组方。

◆金元刘完素：创制了养血乌发的桑椹膏。

◆宋代，煎逐渐为膏所代替，制备方法逐渐完善。膏方中含有动物类药的习惯也自然流传下来，如《圣济总录》之栝楼根膏含有黄牛脂。

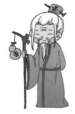

膏老坛：道骨仙风的中医大咖

## 现 代

◆随着人民生活水平的提高以及养生意识的增强，"旧时王谢堂前燕"，已逐渐"飞入寻常百姓家"，膏方为越来越多的人所熟悉、接受和使用，由江浙沪逐步走向全国，地域不同，呈现出流派纷呈、各有所长、百家争鸣的局面。

## 明清时代（成熟阶段）

◆成熟标志：①采用"某某膏"的方式命名，以及用水多次煎煮，浓缩药液，最后加蜂蜜等成膏的制剂工艺，已基本固定。②膏方数量大增。③临床运用日益广泛。

◆明代名方：李时珍的《本草纲目》载益母草膏，洪基的《摄生秘剖》载龟鹿二仙膏、杞圆膏、二冬膏、玄极膏、山蓟膏等；张景岳的《景岳全书》载两仪膏等。

◆清代名方：李文炳的《李氏经验广集良方》载天池膏，《惠直堂经验方》载卫生膏、琥珀茯苓膏，王肯堂的参术膏、张璐的二冬膏，何炫的坤髓膏，龚廷贤的《寿世保元》载茯苓膏、银叶膏等，《慈禧光绪医方选议》载菊花延龄膏、扶元和中膏、扶元益阴膏、润肺和肝膏等。

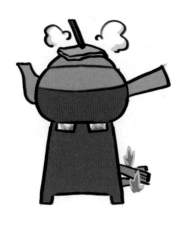

**【小故事：慈禧太后与菊花延龄膏】**

　　慈禧太后年轻时风姿绰约、明媚鲜明，即使年近七旬，美国画家见到这位皇太后时亦描绘其"极美丽""至多不过四十岁"，她本人对自己的容颜也相当自信："宫人以我为美。"当时没有整形技术，也没有玻尿酸，慈禧太后晚年依然明艳动人，宛若少妇，她究竟是如何做到的呢？据记载，这与她平素多食疗、服用药膳及膏方相关。但是常用膏方多以滋腻为主，不适合四季服用，且慈禧太后平素易发火动怒，于是太医们便专门研制了菊花延龄膏。《慈禧光绪医方选议》载："光绪三十一年十一月初四，张仲元、姚实生谨拟：老佛爷菊花延龄膏。"菊花延龄膏组成简单（鲜菊花瓣与蜂蜜），有清肝明目、清热解毒的功效。据记载，菊花延龄膏是慈禧太后一生中最喜爱、最常用的药膳，特别是到了老年时期，更是她每天不可缺少的膳食。

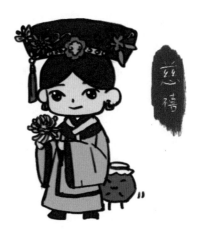

# 第三章

# 膏方的"内涵"你知道吗

# 6.膏方由哪些东西组成

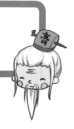

　　膏方由中药饮片、贵细药材、胶类、糖类及其他辅料组成。其中中药饮片主要以优质药材为主，要根据体质、疾病、病证等特点，一人一方进行开具；贵细药材主要包括人参、冬虫夏草、灵芝孢子粉等；胶类在膏方中起着补益虚损的作用，同时有利于膏方制剂的固定成型，主要有阿胶（驴皮胶）、龟甲胶、鹿角胶等，同时需加黄酒烊胶和去腥；糖类主要用来调味，也有补益作用；辅料指核桃仁、芝麻、龙眼肉等，可以起到调味滋补的作用。

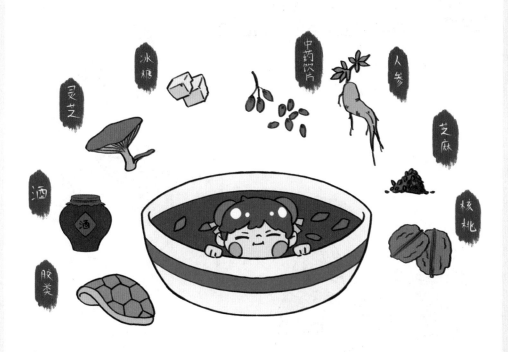

# 7. 膏方与普通中药方有什么区别

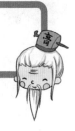

膏方主要也是由中药组成的，一般来说，与普通中药处方相比有如下特点：

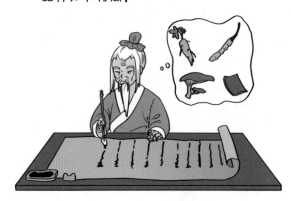

（1）药的味数：膏方管的比较全面，处方比较大，需要的药味较多，一般由20～40种中药组成。

（2）药材选用：膏方较普通中药方更需要使用优质药材、贵细药材、药食同源药材。

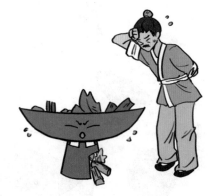

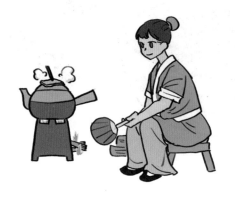

（3）制作流程：普通中药一般经浸泡、煎煮即可；膏方则需要经历浸泡、煎煮、过滤、浓缩、收膏、装膏、凉膏、包装等过程。

## 8.膏方与补药有什么区别与联系

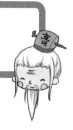

　　膏方中有补药，但不都是补药。

　　补药总的来说是扶正药，用于虚弱性的病证，但它的范畴很广，有补气药、补血药、补阳药、补阴药，还有气血、阴阳双补之品。药性有寒有热，也需要辨证使用，如果盲目进补非但不能达到效果，有可能还会适得其反。

　　膏方是复方制剂，处方因人而异，既可以扶正又可以祛邪。它不仅有滋补作用，更重要的是还具有调理、治病的作用。正如名医秦伯未先生所说："膏方非单纯补剂，乃包含救偏却病之义。"

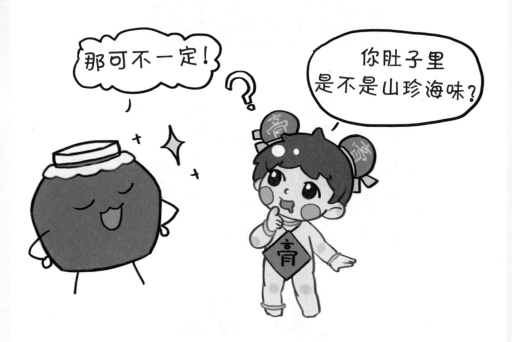

## 9. 个体膏方与成方膏方有什么区别

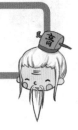

　　由药厂、药店或医院批量生产加工而成的膏方称为成方膏方，如益母草膏、夏枯草膏、十全大补膏等，作为中成药在各家药店或医院进行销售。成方膏方配方固定，有相应的适应证，患者可以在药店药师或医院医生的指导下选用。但是成方膏方不能做到一人一方，如果病情比较复杂就不适合服用。个体膏方是由有经验的中医师根据个体情况为其量身定制的，所以适应面更广，能达到更理想的效果。

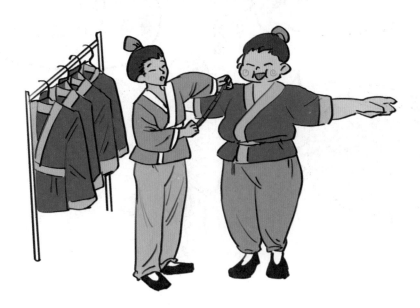

# 10. 什么是荤膏与素膏

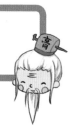

"荤膏"是指在膏方配伍中选用了阿胶（驴皮胶）、龟甲胶、鳖甲胶、鹿角胶等动物来源的胶来收膏的膏剂，是膏方的主要组成部分。

"素膏"是不采用动物来源的胶，而是使用枣泥、莲子泥或蜂蜜等来收膏，所以也被称为"糖膏"或"蜜膏"。也有什么都不加的素膏，被称为"清膏"，是指仅使用中药饮片煎煮，然后浓缩到黏稠状态。3～5岁儿童、脾胃功能较弱者、素食者及其他有特殊需要的人群可以选择素膏。

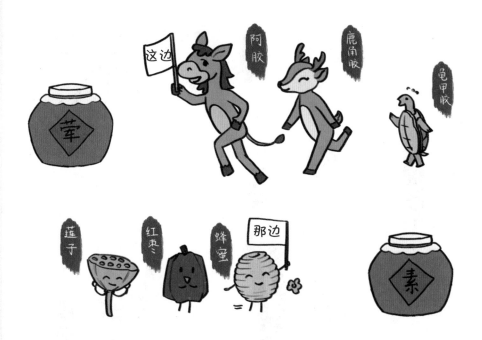

## 11. 什么是贵细药材

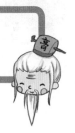

　　贵细药材指的是来源稀少、疗效卓越、价格相对昂贵的中药材，是膏方的重要组成部分之一，主要包括人参、冬虫夏草、西红花、羚羊角、灵芝孢子粉、川贝母、铁皮石斛等，每味药都有其明确的性味功效，一定要注意辨证选用，并且剂量得当。为了防止贵细药材煎出的有效成分被其他同煎的普通饮片的药渣吸附，发挥其最大功效，在制膏过程中须将其单独处理，或打粉，或煎煮取汁，在最后收膏环节中拌入。它可以分为三大类：植物类、动物类、微生物类。本书第八章会详细介绍。

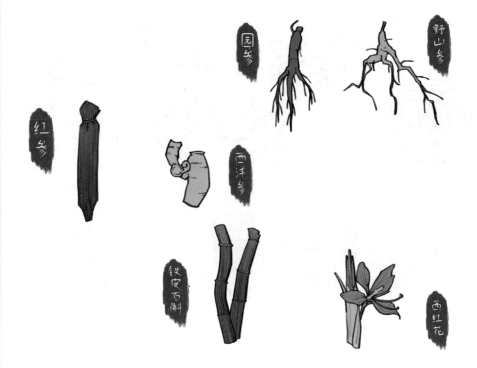

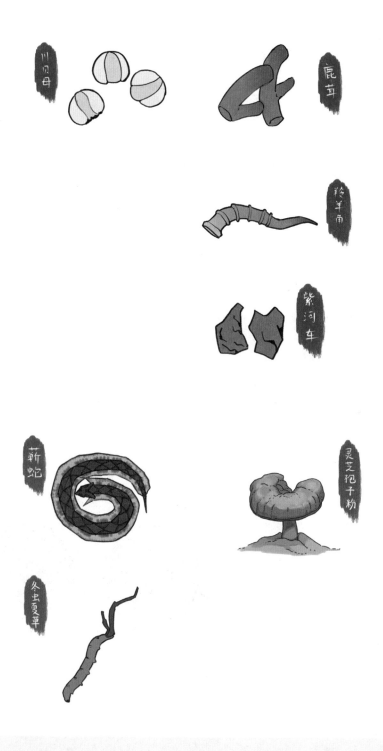

## 12. 贵细药材价格昂贵，可以不加吗

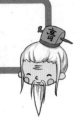

贵细药材是否添加要因人而异，但贵细药材加入膏方中比单独服用性价比更高。

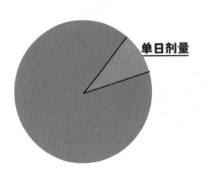

单日剂量

（1）药量小而恒定、药效持久：膏方使用药味较多，但每味药的剂量均远远低于平时使用的日剂量，加之服用周期相对较长，作用持久稳定。如平时单独服用灵芝孢子粉，每天 2 ～ 8 克的剂量，而一张服用 50 天的膏方可以一般用 25 ～ 200 克的灵芝孢子粉，平均下来，每天只需 0.5 ～ 2 克。

（2）同上理，膏方是团队作战，讲究互相配伍、气血阴阳兼顾，比普通汤剂及单独使用贵细药材能达到更好的疗效。

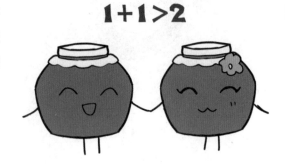

1+1>2

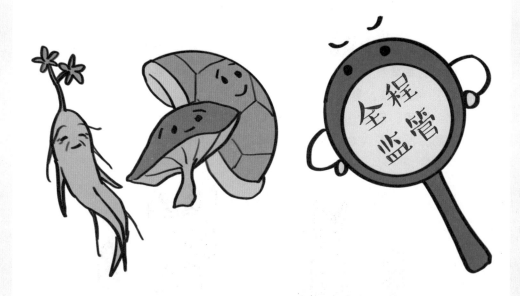

（3）此外，可能有人会有贵细药材代加工会不会被调包等担忧。事实上，正规医疗单位及加工企业膏方生产流程规范、安全，加工过程中有严格的监控查对制度和措施，能保证其可靠性。

## 13. 什么是胶类

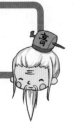

  胶类是膏方的重要组成部分之一，不仅是用作收膏（荤膏）的基质，而且本身具有治疗作用。胶类主要有阿胶（驴皮胶）、龟甲胶、鳖甲胶、鹿角胶、黄明胶等，分别以驴皮、龟甲、鳖甲、鹿角、牛皮等为原料加工而成。各种胶的性味功效不同，所以胶类也必须辨证选择使用。关于胶类本书第九章会详细介绍。

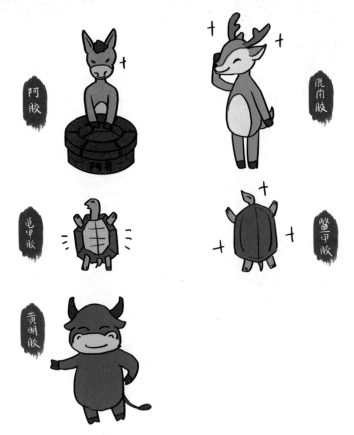

# 14. 陈阿胶与新阿胶有什么区别

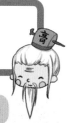

阿胶（驴皮胶）越陈越好。

阿胶陈年存放，属于中药炮制中的"散失法"，其作用如下。

（1）新制成的阿胶带有"火气"，储存多年后，火性消解，服用后不易上火。

（2）阿胶是用驴皮为主要原料加工制成的，虽然对原料进行过严格的漂洗、拔毛，但成胶后还是有一些气味，有些人对此可能有一些不适的感觉，需要陈年存放，待这种气味散失后再应用，使用者也容易接受。

（3）阿胶为"补血之圣药"。血属阴，是有形之物，生成较慢，只宜缓图，不能速求。陈年阿胶经过长时间的存放，药物某些不良挥发性成分得到挥发，而不易挥发之有效成分保留下来，使药味更纯正或药性更缓和，人体更易吸收，效果更好。

当然，阿胶越陈越好指的是基于地道、规范的制作工艺制作的品质优良的阿胶。

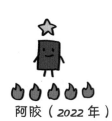

阿胶（2022 年）

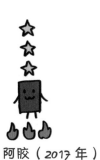

阿胶（2017 年）

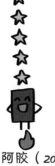

阿胶（2012 年）

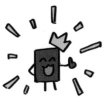

阿胶（1980 年）

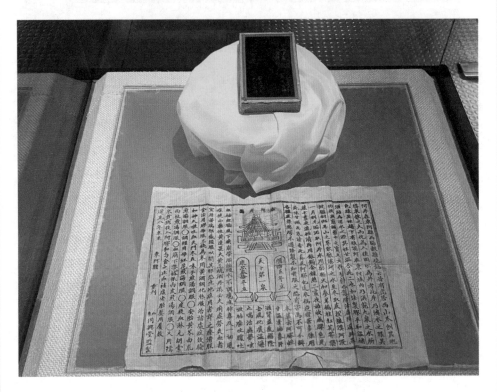

保存在中国阿胶博物馆的清道光年间阿胶

## 15.膏方加了芝麻、核桃好不好

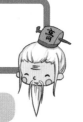

**因人而异。**

芝麻、核桃加上蜂蜜或者冰糖，确实能让膏方口感变得更好，并且这些辅料本身也有一定的食补价值。但也因人而异，以下三类人不适宜食用。

（1）脾胃虚弱之人不宜。芝麻、核桃油脂含量较高，不易消化并且容易滑肠，脾胃虚弱者食用后，会引起胃部不适和腹泻。

（2）肥胖、心脑血管疾病、糖尿病等患者不宜。由于其能量较高，天天食用，容易导致血压、血糖、血脂增高，增加心脑血管疾病发病风险。

（3）体热、易上火人士不宜。芝麻、核桃与瓜子一样，均为炒货，火气较大，容易引起口舌生疮、面部痤疮。

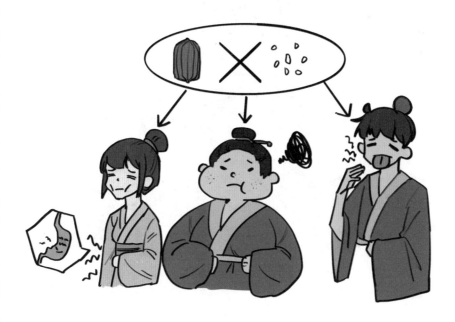

## 16. 糖尿病患者做膏方时可以加糖吗

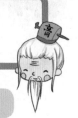

**不可以。**

　　糖尿病患者的膏方里不可以加糖（包括冰糖、红糖、饴糖、蜂蜜等），加糖会导致血糖升高，加重病情。可以加木糖醇来代替糖类调味，也可以加甜菊素。

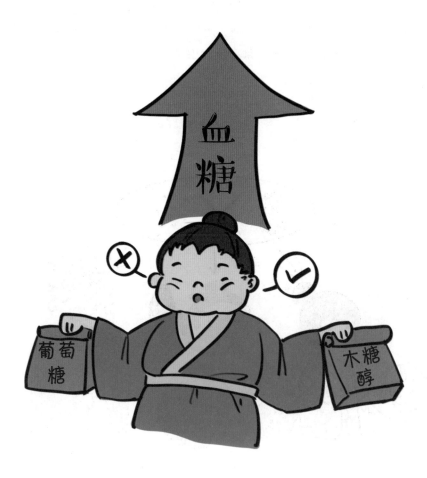

## 17. 膏方是怎么熬出来的

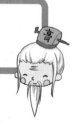

　　传统膏方有严格、复杂的制备流程。膏方的制作一般分为浸泡、煎煮、浓缩收膏、装膏晾膏四道工序。

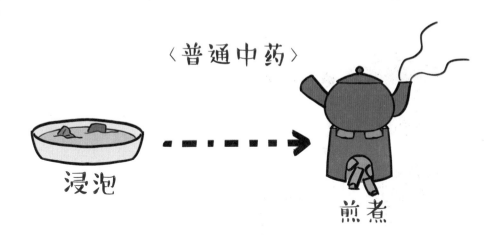

〈普通中药〉

浸泡

煎煮

〈膏方〉

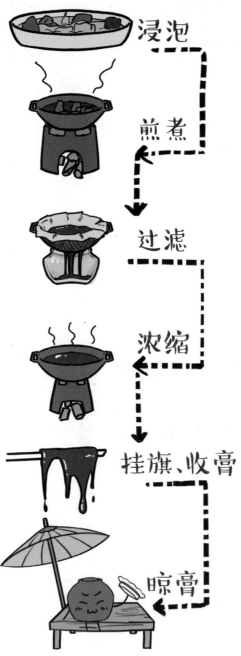

浸泡

煎煮

过滤

浓缩

挂旗、收膏

晾膏

（1）浸泡：药材用水浸泡通常需要 8 小时以上，令其充分吸收膨胀，这样有利于药材的有效成分溶出，这是保证膏方质量的第一步。

（2）煎煮：膏方煎煮一般需要 3 次，称为"三汁"。一开始用大火煎，煮沸后再改小火，一边煎药，一边搅拌并去除表面泡沫，头汁煮 1.5 小时以上，煎煮后过滤药液，药渣再加冷水煎煮。这样反复两次，每次 1 小时以上，然后再将 3 次的药液合并在一起。

（3）浓缩收膏：药液静置沉淀后，用四层纱布或 80 目筛网过滤一次，尽量减少药液中的杂质。然后再放到小火上煎煮蒸发浓缩。依次兑入事先烊化好的胶类、处理好的贵细药材浓汁（或粉末）和其他辅料。熬制好的膏方按传统经验判断要做到"挂旗"或"滴水成珠"。

（4）装膏晾膏：一般熬制好的膏方都会放在专用的瓷罐里，不加盖移入晾膏间，必须要等凉透后才能加盖，避免水蒸气回流导致霉变。

## 18. 膏方熬这么久有效成分不会被破坏吗

**不会。**

长时间加热可能会失去一部分成分，比如说维生素，但这并不是中医治病的着眼点。中医有独特的理论体系，每味药物有其自身的性味功效，通过配伍这些功效又得以加强，而毒副作用减轻。复方汤剂就是通过多味药物混合煎煮后得出的成分极其复杂的物质，这才是可以平衡人体的气血阴阳、祛邪扶正、治病养生的"有效成分"，而膏方相对一般的汤剂会更多地使用厚重滋腻的药材，需要久煎后有效成分才能最大限度地析出。就像中国烹饪文化中的高汤熬制一样，越熬越鲜美。但也不是一概而论，如少数芳香药性（含挥发成分）的药物不适合久煎，入膏方时可避免使用或采取单独的处理方法。

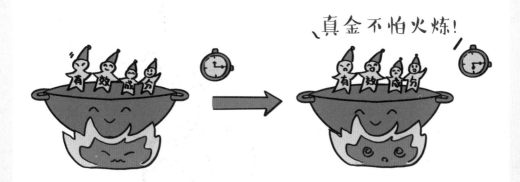

真金不怕火炼！

## 19.膏方为什么要十天半个月才能取

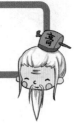

　　传统膏方有严格、复杂的制备流程（详见 17.膏方是怎么熬出来的），还有前期的处方、抓药，后期的晾膏、包装、邮寄，再加上冬季开膏高峰时期的人力和设备比较紧缺需要排队等候，所以膏方等待时间比较长，一般需要 1 周至半个月。

处方　抓药　制作　冷却　邮寄

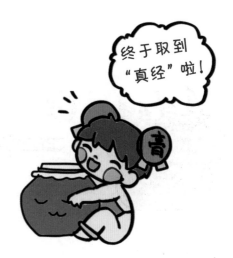

## 20. 膏方的质量好坏如何判定

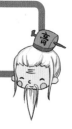

膏方做好了需要用"六"字标准去检验质量,"六"字标准,即亮、黏、润、净、滑、爽。

（1）亮:观察膏体的颜色光泽,应呈现自然的深褐色或黑褐色,对光检查没有通透性或通透性很差,不泛贼光、不暗淡,在光线下呈现自然柔和的光亮。

（2）黏:成品膏方呈半流体状,有一定的黏稠度,如果用密度计测量的话,密度应该在 1.3~1.4,没有特殊要求密度不超过 1.45。摇动瓶子观察膏体的流动性,膏体呈现比较缓慢的流动,无沉淀,无分层,不结块。

（3）润:即润泽度,好的膏方与不好的膏方相互对比,就像婴儿的皮肤和老年人的皮肤,前者光滑油润,后者粗糙干涸、凹凸不平。

（4）净:就是讲究膏体质地的纯净度,把膏体放在白色的盘子里摊开检查,没有颗粒杂质或糊点。

（5）滑:把膏方直接放到嘴里,其感觉不腻不涩,甘甜中富有药香,噙服时会随着唾液的增加流淌而下,不会黏腻在嘴里产生阻塞感。

（6）爽:服用之后,口腔爽利,留有淡淡药香,没有口存异物的感觉。

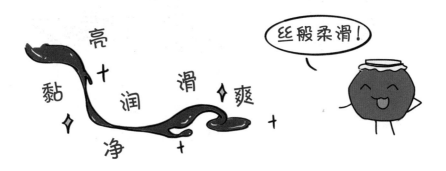

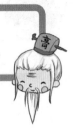

## 21. 膏方有哪些包装方式

膏方有 3 种常见包装方式。

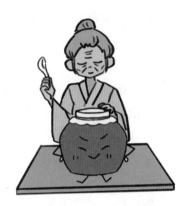

（1）传统大罐装：用勺子取用，比较适合居家。

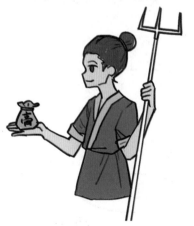

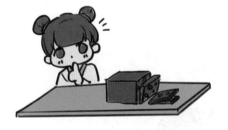

（2）现代小包装：采用机器压制，小袋密封，携带方便，适合上班族或出差使用。

（3）精制切片装：在膏中加入芝麻、核桃等辅料，切成片状，口感更好，食用方便。

## 22.什么是颗粒剂膏方

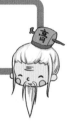

　　颗粒剂是免煎中药配方颗粒的简称，它是在中医药理论指导下，以规范炮制加工的中药饮片为原料，采用科学提取、低温浓缩、瞬间干燥等现代制药技术制成的规范化、标准化的单味中药颗粒剂。颗粒剂膏方就是用颗粒剂代替传统饮片来制作膏方。颗粒剂智能膏方系统包括备料、溶解、熬膏、收膏和装瓶一系列流程。它的主体部分是一台膏方机，可以在短时间内完成制膏。颗粒剂膏是传统膏方的有效补充，它有以下优点。

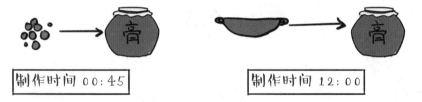

制作时间 00:45　　　　　　　制作时间 12:00

　　（1）加工快捷：颗粒剂膏方平均加工时间为 30 ~ 45 分钟，较传统加工时间 12 小时左右大大缩短，具有占地小、出膏快、工艺简单、废弃物少、清洁环保等优势。

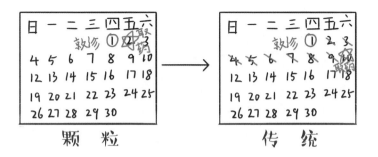

颗　　粒　　　　　　　传　　统

　　（2）减少等候时间，方便患者及养生保健者：颗粒剂膏方取药时间 1 天，较传统膏方 7 ~ 14 天大大缩短。

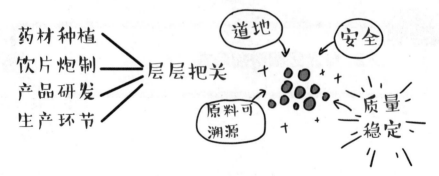

（3）质量稳定：中药配方颗粒从药材种植、饮片炮制、产品研发、生产各环节把关，提供道地、安全、可溯源的原料，所含有效成分基本固定，较饮片更易控制质量。

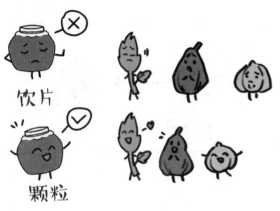

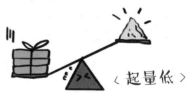

（4）制作工艺补充饮片制膏的某些不足：先煎、后下、包煎、煎汤代水等品种都可以通过个性化工艺实现，使有效成分得以最大限度保留，不仅疗效更好，而且口感更佳，如含挥发油需要后下的薄荷、砂仁、豆蔻，传统熬膏会导致挥发油挥发，影响疗效，但砂仁、豆蔻打粉，后期兑入又影响口感，中药配方颗粒工艺按品种定制工艺，有效解决了以上问题。

（5）起量要求低，满足小剂量膏方的制作要求：饮片制膏系统（最原始的铜锅或熬膏机）容量大，起量 4 千克药材，难以满足因儿科、首次服用、病情变化、价格问题开具的小剂量膏方的要求。

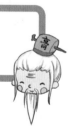

## 23. 膏方为什么价格那么贵

　　膏方价格一般会高于汤剂和中成药,但它贵是有贵的道理的。膏方价格高主要取决于以下几个方面:①贵细药材:贵细药材价格区间非常大,如冬虫夏草单价300元/克,野山人参更是一参一价。②胶类:动物类荤膏阿胶、鹿角胶、龟甲胶等一般单价需要3~8元/克不等,黄明胶较便宜。③工艺比较复杂,需要收取加工费。价格要视实际情况来定,一般一张传统的冬季膏方(服药时间45~60天,含有贵细和胶类)价格在3000~5000元,如果只用普通中药饮片收清膏或素膏,那数百元就够了。

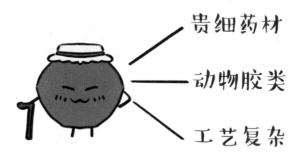

贵细药材

动物胶类

工艺复杂

## 24. 膏方越贵越好吗

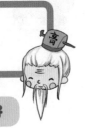

### 膏方并非越贵越好

　　膏方因人而异，适合自己的才是最好的。贵细药材不一定人人适用，身体不虚的人不需要大补，身体太虚的人也不能大补，而应循序渐进。中医讲求辨证施治、辨体施养，盲目服用贵细药材，往往有害无益，所谓"水能载舟，亦能覆舟"。以野山参为例，野山参大补元气，适用于各类气虚乏力患者，一剂独参汤甚至可以"起死回生"，但是如果实证上火之人，服用以后则会出现流鼻血、失眠、血压升高等，而儿童会出现性早熟。

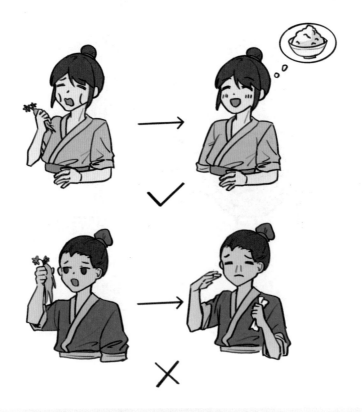

第四章

# 膏方适宜人群有哪些

# 一、人和——哪些人适合服用膏方

## 25. 膏方适合什么人服用

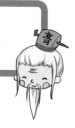

膏方的适应证是非常广的，概括来讲有以下三点。

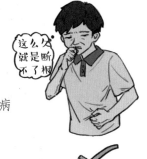

（1）慢性疾病患者。

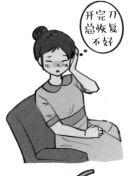

（2）病后、术后和产后患者。

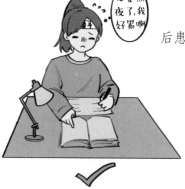

（3）健康和亚健康人群。

41

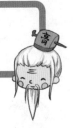

## 26. 膏方不适合什么人服用

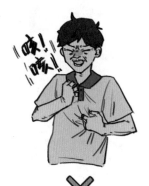

（1）各类疾病的发作期患者：如慢性支气管炎急性发作。

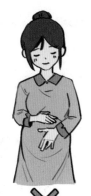

（2）孕期妇女。

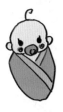

（3）小于 3 岁的婴幼儿。

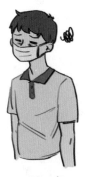

（4）肝炎、结核等传染病活动期患者。

# 27. 什么是调体膏方

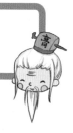

　　中国工程院院士、国医大师王琦教授创立了"九种体质学说"，把中国人的体质分别为平和质、气虚质、阴虚质、阳虚质、湿热质、气郁质、痰湿质、血瘀质和特禀质九种。很多中医医院的治未病中心根据这九种体质拟定了相应的调体膏方，患者可由中医师面诊或填写体质辨识问卷，确定自身体质类型，选择相应调体膏方。该类膏方价格相对低廉、疗效确切，像浙江省中医院的调体膏方，制成了糖果形小包装，服用较传统膏方更方便、更适口，非常适合健康人群（平和质）及亚健康人群（偏颇体质）。

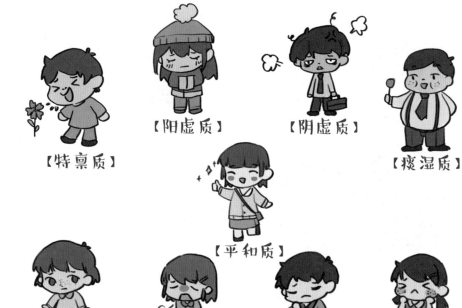

【特禀质】　【阳虚质】　【阴虚质】　【痰湿质】

【平和质】

【血瘀质】　【气虚质】　【气郁质】　【湿热质】

# 28. 高血压患者可以服用膏方吗

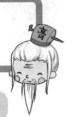

**可以。**

　　适不适合服用膏方主要是根据中医辨证、辨病与辨体相结合来定的，膏方调补与治疗相结合，无论是否有高血压病，只要有虚证存在，或虚实夹杂，都可以服用。高血压患者服用膏方不仅可以调理身体，同时还可以起到治疗作用。如肝阳上亢者组方中可以选用天麻钩藤饮，贵细药材中羚羊角粉本身就有比较好的降压作用，可以酌情选用。

　　当然，高血压患者平时还是要注意规律服药，定期监测血压的变化，适当地锻炼身体。如果血压控制不佳，还是要到心血管专科就诊调整用药，同时可以服用汤剂。暂缓服用膏方。

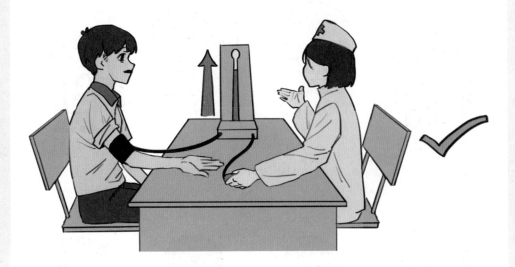

## 29. 冠心病患者，经常下肢水肿，可以服用膏方吗

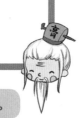

**可以。**

中医学认为，冠心病的发生多与寒邪内侵、饮食不当、情志失调、年老体虚有关。其病位在心，与脾、肾有关。病机总属本虚标实，本虚为气血阴阳亏虚，标实为阴寒、痰浊、血瘀交互为患。病情进一步发展，除胸闷胸痛外，若心肾阳虚，水邪泛滥，还可以出现下肢浮肿等症。临床所见，多虚实夹杂，治疗冠心病应辨别虚实的孰轻孰重，然后予以兼顾。冠心病病程长，在病情较为稳定之时服用膏方缓调非常合适。

若频繁发生心绞痛或胸痛长时间不缓解，还是要随时就诊。

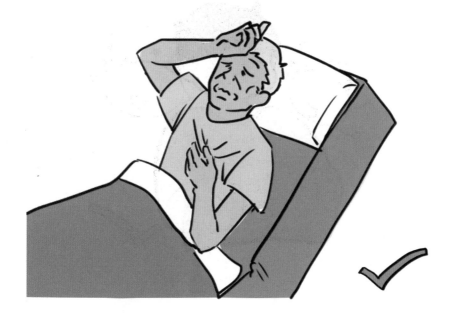

## 30. 肥胖、高脂血症、脂肪肝、高尿酸患者可以服用膏方吗

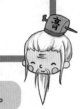

**可以。**

　　把膏方理解为纯滋补之品是很片面的，膏方可补可清。肥胖、高脂血症、脂肪肝、高尿酸属于西医学的代谢综合征，用通俗的话来讲就是体内垃圾过多，中医认为多与脾虚生湿、痰浊内蕴、气滞血瘀有关，应用膏方可以健脾利湿、化痰泄浊、行气活血，从而达到减重、降脂、护肝、降尿酸的目的。当然，健康的生活方式、控制饮食、加强运动也非常重要。

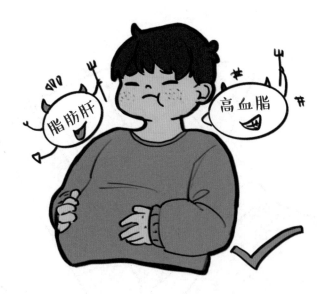

## 31. 颈动脉硬化、斑块可以服用膏方吗

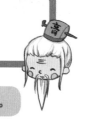

**可以。**

颈动脉是为脑部供血的主要血管，颈动脉就像水管，低密度脂蛋白就像"水锈和水垢"，不断在水管上沉积，形成"斑块"，水管弹性逐渐减弱（变硬），管腔变窄，水流越来越少。斑块还会脱落，阻塞脑部血管，从而导致中风，危及生命。颈动脉斑块在中医可归属于"眩晕"的范畴，早期可以没有症状或症状轻微。中医认为本病与多食膏粱厚味、情志失调、年老体虚等有关，日久痰浊阻滞、气滞血瘀，而致脉道阻塞。治疗上与西医学使用他汀类、阿司匹林类药物需长期服用一样要缓图调理。本病很适合运用膏方化痰泄浊、化瘀通脉，同时膏方更能兼顾全身的气血阴阳。通过膏方调治，可以达到改善颈动脉硬化与缩小或消除斑块的目的。同理，其他部位的动脉硬化与斑块也可以用膏方来调治。

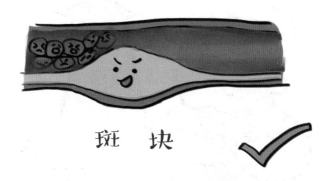

斑 块 ✓

## 32. 糖尿病患者可以服用膏方吗

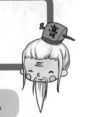

**可以。**

　　糖尿病是一组以血糖升高为特征的代谢性疾病，典型症状为"三多一少"：多饮、多食、多尿及体重下降。严重时会出现肾脏、心血管、周围血管、神经、眼睛等并发症，需要长期治疗。糖尿病属于中医"消渴"病的范围，病机主要为阴虚燥热，亦有气阴两伤、阴阳俱虚者，甚至变生他疾。治疗上应滋阴治本、清热治标兼顾其他情况。膏方适合长期服用，并可以根据每个糖尿病患者的不同病情制订个性化的处方，提高患者的生活质量，使血糖平稳，预防或延缓糖尿病并发症的发生和发展。有人认为膏方里面有糖，糖尿病患者不能服用，这是一个误区，处方时医生用木糖醇代替冰糖等糖类调味即可。

# 33. 恶性肿瘤患者可以服用膏方吗

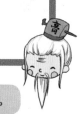

可以。

恶性肿瘤，中医称之为"岩""积"，发病机制为正气亏虚，气滞血瘀、痰凝湿聚、热毒内蕴、脏腑失调、癌毒作祟。明末清初著名医学家李中梓在《医宗必读》中论述"积"证病因时指出："积之成者，正气不足，而后邪气踞之。"他指出治疗积聚不能急于求成，治疗上可以"屡攻屡补，以平为期"。他提出"初者，病邪初起，正气尚强，邪气尚浅，则任受攻；中者，受病渐久，邪气较深，正气较弱，任受且攻且补；末者，病魔经久，邪气侵凌，正气消残，则任受补"。说明恶性肿瘤治疗分阶段，大部分时间可以用膏方调补，中医在肿瘤治疗不同时期的侧重点也不同。

（1）肿瘤切除术后患者：膏方不仅能够补益气血，增强患者体质，同时还能清除体内剩余癌毒。

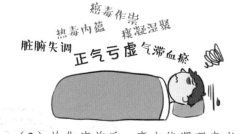

（2）放化疗前后：膏方能调理患者身体素质，使其具备接受放化疗的机会；膏方能减轻放化疗患者的不良反应，使患者顺利完成放化疗；膏方能协同放化疗充分发挥抗癌作用。

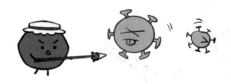

（3）病情稳定期：防止肿瘤复发及转移，同时消除患者恐惧心理。膏方不良反应小，适合长时间服用。

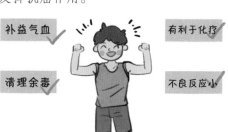

# 34. 恶性肿瘤患者服用靶向药物治疗期间可以服用膏方吗

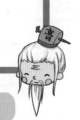

可以。

抗肿瘤靶向药，主要针对恶性肿瘤发生、发展的关键靶点进行干预治疗。靶向药物能识别肿瘤细胞的致癌位点，可以特异性地与致癌位点相结合，阻断肿瘤细胞生长、增殖的传导通路，使肿瘤细胞死亡，从而阻止肿瘤的增殖。靶向药物毒性反应较传统化疗轻，但仍不可避免。膏方能提升患者的身体素质，减轻靶向药物的不良反应，同时协同靶向药充分发挥抗癌作用，即所谓增效减毒。

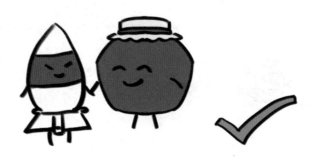

## 35. 皮肤病等外科疾病患者可以服用膏方吗

**可以。**

中医外科学是中医学的一部分，外科疾病包括疮疡、皮肤病、肛门病及外科其他杂病，是气血凝滞、经络阻塞、营气不从、脏腑失和所致。人体是一个有机的整体，外科疾病与脏腑功能失调密切相关，治疗上应重视整体与局部的关系，辨明阴阳虚实，扶正与祛邪相结合，内治和外治相结合。所谓"治外必本诸内"。所以跟内科的慢性疾病一样，适合膏方调治。同样，外科病急性发作期一样不适合吃膏方。

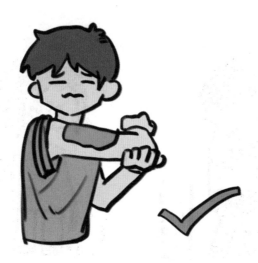

## 36. 过敏体质可以服用膏方吗

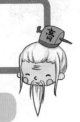

可以。

　　过敏体质中医称为特禀质，过敏反应由特禀体质所致，其形成多因秉承于父母（遗传），感异气之邪（遇到过敏原）而发，表现为过敏性鼻炎（变应性鼻炎）、支气管哮喘、过敏性皮炎（特应性皮炎）、过敏性结膜炎等一组疾病。王琦院士说"治过敏重在治人"，治疗总以益气固表、凉血消风、调体为本。急性发作期适合用汤剂控制症状，稳定期调理体质需要一个比较漫长的过程，所以非常适合服用膏方。

　　当然，如果对膏方中某种中药成分过敏的患者，就不再适合服用，或调整处方后开小剂量试服。

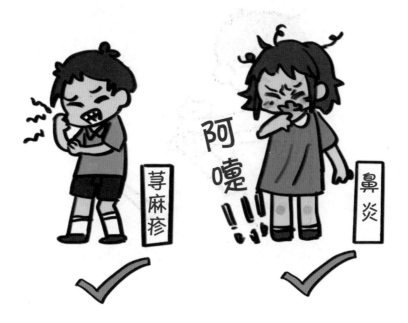

## 37. 因各类慢性病长期卧床鼻饲营养液的患者可以服用膏方吗

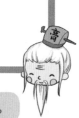

**可以。**

因各类慢性病长期卧床鼻饲营养液的患者，说明多不能在短期内治愈或好转，需要长期药物治疗（静脉给药和口服），口服包括中药和西药，只要有利于病情，均可以以鼻饲的方法给药。复方中药汤剂可以，膏方也同样可以，但鼻饲管只适合注入流质，所以膏方需要用温开水充分化开后注入。需要注意的是，鼻饲给药的膏方，不能加工成固体形态的精制切片，也不能加入固体的芝麻、核桃，以免堵塞鼻饲管或不利于消化吸收。

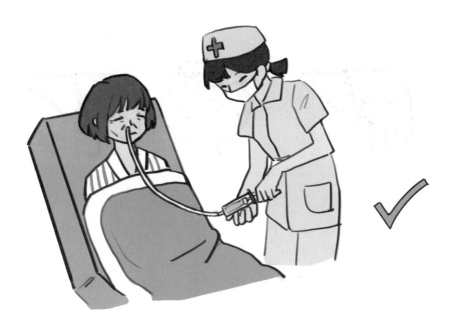

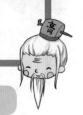

## 38. 肝病患者可以服用膏方吗

可以。

慢性肝病患者通常指的是慢性乙型肝炎患者，有可能是"小三阳"或"大三阳"，但肝功能基本在正常范围内。服用膏方可以起到抗病毒、保肝、预防肝纤维化、调节机体免疫功能的作用。

肝炎活动期或者肝酶明显升高人群不建议服用。

另外，服用膏方时需定期复查肝功能及乙肝三系，膏方使用的药物宜清补，切忌使用大热大补之品增加肝脏负担，同时注意保护脾胃功能。贵细药材首选灵芝孢子粉扶正护肝。如正在使用抗病毒西药，切忌因为服用膏方而擅自停服。

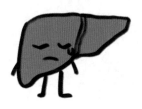
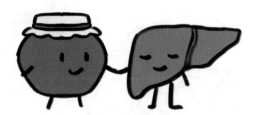

## 39. 肺结核抗痨药物治疗后可以服用膏方吗

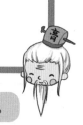

**可以。**

中医讲"邪之所凑，其气必虚"。肺痨（肺结核）也是机体正气不足，感染痨虫（结核杆菌）所致。抗痨药物易导致肝损，外邪虽得以祛除，但机体则处于虚损状态。运用中医膏方可以补虚扶正，同时护肝降酶。

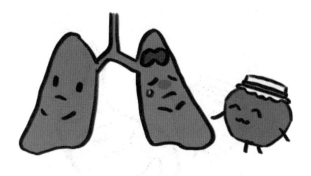

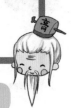

## 40. 慢性胃病患者可以服用膏方吗

**可以。**

　　有人认为膏方比较滋腻，胃病患者服用会增加胃的负担，所以不适合，其实这是一个误区。膏方并非简单一个"补"字。急、慢性胃病类似于中医的"胃脘痛""吐酸""嘈杂"，有寒邪客胃、饮食停滞、肝气犯胃、肝胃郁热、瘀血停滞、胃阴亏虚、脾胃虚寒等不同证型，需施以不同的方药，急性胃病患者不适合服用膏方，慢性胃病患者服用膏方建议先服用汤药"开路"，便于后续膏方的吸收，开膏时比开一般的膏方更加要注意顾护脾胃功能。

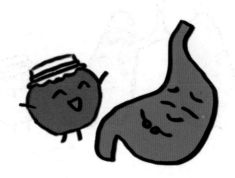

## 41. 腹泻、便秘患者可以服用膏方吗

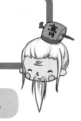

**可以。**

腹泻与便秘，是消化系统很常见的症状和疾病，有急、慢性之分，有功能性、器质性之分。膏方非常适合慢性和功能性的腹泻与便秘。中医学认为，腹泻病因可分为湿热、食滞、肝郁、脾虚、肾虚等，以"脾虚湿胜"最常见；便秘可分为热秘、气秘、虚秘、冷秘。而中医辨证属于虚证或虚实夹杂的腹泻与便秘均可服用膏方。

膏方不适合急性和器质性的腹泻、便秘。如急性肠炎导致的急性腹泻、肠道肿瘤梗阻导致的便秘，就不适合服用膏方。

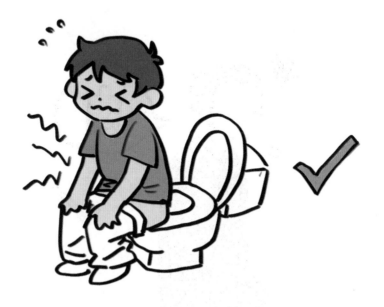

## 42. 人到中年，力不从心，可以服用膏方吗

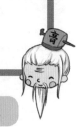

可以。

《黄帝内经》的《素问·上古天真论》论述了人体生、长、壮、老、已（死）的生命发展自然规律，其中女子"五七阳明脉衰，面始焦，发始堕"，男子"五八肾气衰，发堕齿槁"，即女性35岁、男性40岁就开始衰老了，所以人到中年就应该开始养生，而不是等到老年。先贤张景岳有言："人于中年左右当大为修理一番，则再振根基，尚余强半。"

而五脏亏虚是衰老的最主要病机，其中肾气的盛衰能影响其他各脏的功能。具有补益虚损、调节脏腑功能特点的膏方，有效成分含量高、作用稳定、服用方便，是历代诸多名医推崇的抗衰方法。

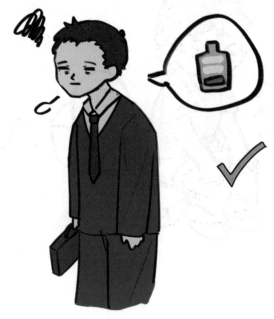

## 43. 长期熬夜，脱发明显，可以服用膏方吗

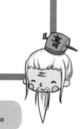

**可以。**

熬夜是一种不良的生活方式，中医讲究"天人相应"，在合适的时间做合适的事情，子时（夜11点）之前不睡觉，就属于熬夜。过度熬夜会导致肾虚，中医认为"阳入于阴谓之眠"，熬夜会迫使阳气活跃于外，消耗阴液，久之耗伤肾精，导致肾虚。"发为血之余"，发的生长，依靠精与血，而肾藏精，"其华在发"。所以肾虚会导致脱发或白发及腰酸耳鸣、潮热盗汗、记忆力下降、梦遗早泄等一系列症状。

膏方特别适合虚证，可以选用制何首乌、黄精、枸杞子、熟地黄等中药，贵细药可选紫河车粉，胶类可同时选用阿胶、龟甲胶补血滋阴，同时可以加入黑芝麻、核桃补肾加调味。当然平时应尽量规律作息，避免熬夜。

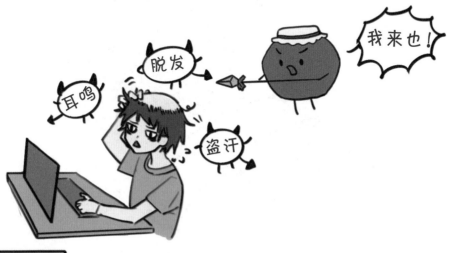

59

## 44. 膏方可否改善抑郁、焦虑、失眠状况

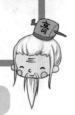

可以。

　　调理情志也是中医药的优势，《素问·上古天真论》说："恬淡虚无，真气从之，精神内守，病安从来。"说明良好的情绪可以使人不容易生病。对于抑郁、焦虑、失眠者，膏方在健脾益肾的基础上，可以根据具体情况给予疏肝理气、清肝降火、宁心安神等治疗。同时还需要医生用移情法、暗示法、开导法等对患者进行心理疏导。

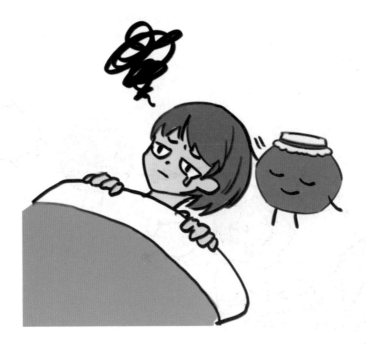

## 45. 老年人服用膏方有延年益寿功效吗

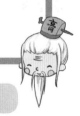

有。

　　老年人的生理功能随着年龄的增长而日趋衰退，抗病能力逐渐下降，往往会患有各种慢性疾病。健康的老龄化也称之为有活力的预期寿命或无残疾的预期寿命，健康的老龄化并不意味着完全没有疾病，其含义是，尽管老年人可能患有某种慢性疾病，但生活和机体功能接近于正常水平。所以延年益寿其实就是健康的老龄化，不仅寿命增加，还要保持比较高的生活质量。老年人生理病理特点可以概括为易脾虚、肾虚、痰凝、血瘀。膏方服用方便、气血并补、阴阳同调、有补有消，而且较药丸更易吸收，所以非常适合老年人。

　　针对有前列腺肥大、高血压、冠心病、慢性支气管炎等各种慢性病老年患者，膏方一人一方，个体化调治。而对于没有明显器质性疾病的老年人，可用《景岳全书》两仪膏（人参、熟地黄）来延年益寿。

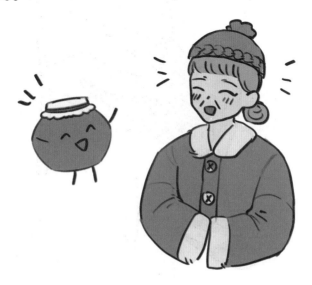

## 46. 高龄老人是否可以服用膏方

可以。

　　高龄老人一般指80岁以上的老年人。膏方服用是没有年龄限制的。只要肝肾功能正常，脾胃功能相对良好，就可以服用膏方。但老年人尤其是高龄老人相对年轻人而言机体各项功能都有明显减退，所以开膏时切忌因为老年人体虚而过多使用滋补之品，以免加重肝肾及脾胃负担。

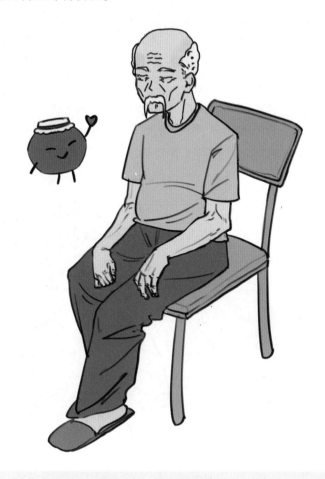

# 47. 小朋友能服用膏方吗

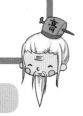

可以。

能否服用膏方的关键并不是年龄，只要有适应证，儿童也可以服用。

服用膏方可以增强体质，增进食欲，开发智力，有益发育，同时调治各类慢性疾病。但是膏方不是单纯的滋补品，尤其是儿童，滋补一定要慎重。家长要在正规医院通过医生的辨证论治来开膏方，不建议随意买滋补品给孩子吃。

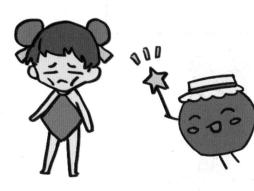

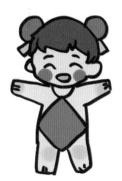

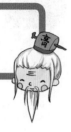

## 48. 什么样的孩子推荐服用膏方

（1）年龄在 3 周岁以上。

（2）慢性疾病缓解期或间歇期辨证属虚或虚中夹实者。

（3）反复呼吸道感染，包括经常感冒发热（易感儿）或多次罹患支气管炎、肺炎支气管哮喘反复发作的儿童。

（4）脾胃虚弱：形瘦面黄、食欲不振、大便溏薄等。

（5）过敏性疾病、汗证、遗尿和生长发育迟缓者。

（6）急性病或慢性病后（体质虚弱，如患过急性传染病、心肌炎之后，肾病综合征激素维持阶段、迁延性肾炎、紫癜性肾炎、血小板减少症等。

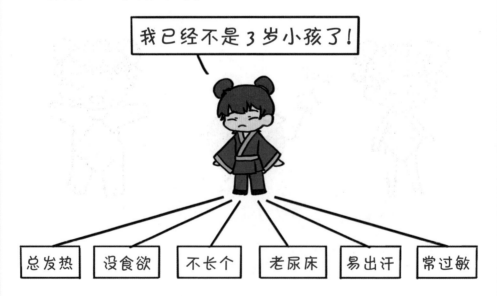

我已经不是 3 岁小孩了！

总发热　没食欲　不长个　老尿床　易出汗　常过敏

# 49. 小朋友服用膏方会性早熟吗

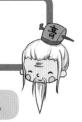

**不会。**

　　小儿生机蓬勃，生长发育具有自身规律，不能随意人为地改变。开膏方时一定要慎重使用滋补之品；如果辨证有肾虚者宜补肾，但要合理选择，主张平补，达到补肾而无早熟之弊，如山药、枸杞子、桑椹、芡实等；尤其慎用温肾壮阳之品。如果滥用补剂轻则兴奋少寐、厌食腹胀，重则导致性早熟，甚至遗憾终生。

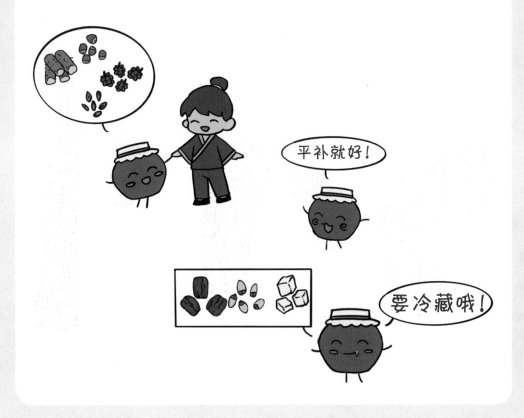

平补就好！

要冷藏哦！

65

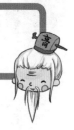

## 50. 儿童膏方适合选用什么参类

儿童补气多用太子参、党参、黄芪、红参须，慎用人参。

太子参又名孩儿参，味甘微苦，性平，归脾肺经，体润性和，补气生津；党参味甘，性平，入肺脾两经，补中益气，健脾和胃，祛痰生津。此外黄芪味甘，性微温，归肺、脾、肝、肾诸经，益气固表，是玉屏风散的君药。这些都是儿童比较适合的补气药。

若气虚而兼有阳虚者，可用红参须补气温阳而不燥。人参味甘性温而刚燥，大补元气，是成人所服膏方中常用的补气药，但小儿多不宜。

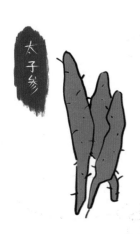
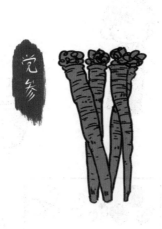
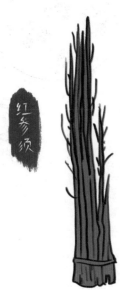

# 51. 儿童膏方应特别重视哪些方面

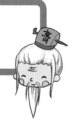

儿童膏方应特别重视保护脾胃功能。

中医认为脾胃为后天之本、气血生化之源，无论保健和治疗，呵护脾胃均为要旨。小儿脾常不足，无论本脏之病或他脏之疾，均宜护不宜伐。脾喜燥恶湿，用药忌柔用刚；胃喜润恶燥，用药忌刚用柔。临床常以刚柔相济为原则调理脾胃，同时还要注意气机之升降。

服用膏方同时，家长在选择饮食方面也要注意，除了有营养之外，还要清淡易消化。

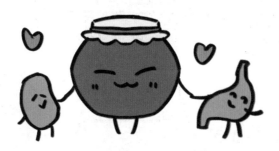

## 52. 小朋友服用膏方可以助长吗

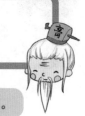

**可以。**

　　膏方通过合理调补可以增强体质，增进食欲，从而助长发育。一般小儿生长发育缓慢与脾虚、肾虚相关，肾为先天之本，脾胃为后天之本，合理使用膏方，可以健脾助运、益肾壮骨，有助于儿童生长。

　　膏方尤其适合生长发育偏缓慢的小朋友，当然，如果孩子身体健康、能吃能睡、发育正常，则不需要拔苗助长。

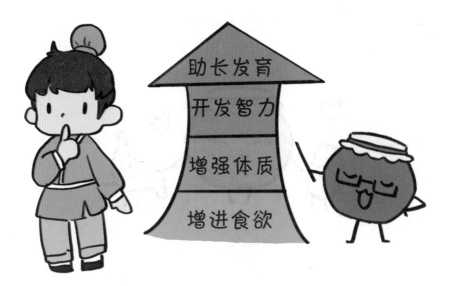

## 53. 小朋友服用膏方能够帮助记忆、提高学习成绩吗

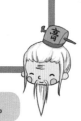

**可以。**

益智膏一般针对学龄儿童和青少年。如中高考冲刺或者长期处于高压紧张学习状态中的学生。

莘莘学子，是一群特殊的亚健康人群，学业繁重，缺乏体育锻炼，睡眠严重不足，面对中考高考，压力很大，导致焦虑、失眠、记忆力下降、食欲不振、易倦乏力，抵抗力下降而至反复感冒、口腔溃疡，女生月经不调甚至闭经。中药益智，自古有之，古有传统名方"孔圣枕中丹""读书丸"等，沿用至今，疗效确切。除了提高智力，膏方经过配伍还可以平调五脏，改善整体素质，缓解上述症状。

膏方口感好、服用方便，不仅适合学生考前冲刺阶段服用，更推荐未雨绸缪即平时服用，也可以给用脑过度、记忆力下降的成年人服用。

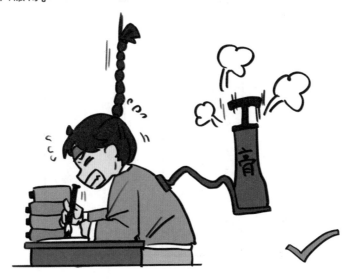

## 54. 服用膏方可以美容吗

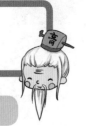

**可以。**

中医藏象学说认为，"有诸内必形于外"，内脏虽然深藏在体内，但它与外在组织器官都有着密切的联系。从面部皮肤变化，可以看出内在脏腑之病变。面部损美性皮肤病不单纯是皮肤的问题，往往是内脏功能失调引起的。

女子有经、带、胎、产等生理特点，以肝为先，以血为本，容易气血不足、肝肾阴虚、气滞血瘀、肝经郁热等，而导致月经不调、面色无华、早衰、长痘、长斑等现象。而膏方，治养结合，调补阴阳、气血、脏腑，增强体质，不仅能疾病好转，同时有抗衰老养颜之功。膏方可以让人由内而外地美丽。

故养颜膏方往往非单独处方，而兼见于妇科病或亚健康女性调理膏方中。

秋夜梧桐雨之锦上花

元·白朴

阿胶一碗，芝麻一盏，

白米红馅蜜饯，粉腮似羞，

杏花春雨带笑看，润了青春，

保了天年，有了本钱。

## 【小故事：杨贵妃与阿胶】

　　白居易在《长恨歌》中形容杨贵妃："春寒赐浴华清池，温泉水滑洗凝脂。"她为什么能肤若凝脂呢？《全唐诗》中揭晓了答案："铅华洗尽依丰盈，雨落荷叶珠难停。暗服阿胶不肯道，却说生来为君容。"这首诗说的是杨贵妃用阿胶来养颜的故事。

　　唐玄宗时，后宫中有众多绝色佳人，但独有杨贵妃一人受皇帝李隆基专宠，即使不用任何化妆品，照样看着珠圆玉润、皮肤细嫩光滑，实际上她自有美容秘籍，就是暗中长期服用阿胶养生驻颜，只不过聪明的她不肯向人透露，自称是自己天生丽质，生来就是为了君王而如许美丽。

　　明代的朱克生却笑说杨贵妃的姐姐虢国夫人："虢国夫人娥眉长，酥胸如兔裹衣裳。东莱阿胶日三盏，蓄足冶媚误君王。"但从中可以看出虢国夫人服用阿胶后不仅容貌姣好，而且胸部丰满、性感十足。

　　这些诗作，折射出唐代女性盛行服用阿胶养颜的事实。

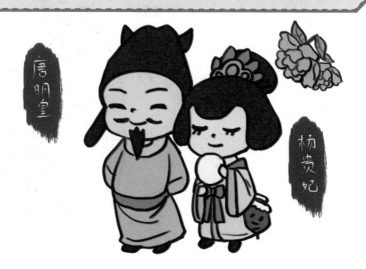

## 55. 女性有子宫肌瘤、乳腺结节可以服用膏方吗

**可以。**

子宫肌瘤、乳腺结节中医分别称为"癥瘕"和"乳癖"，是女性常见病，均因气滞血瘀日久成结，结宜缓消，患者需要长期服药，膏方这一剂型就比较合适。

不少人认为膏方是滋补之品，吃了之后会导致肌瘤或结节增大，其实这是一个误区。膏方由医生个体化开具，膏方中可以加入理气活血散结的药物来治疗肌瘤和结节，而且这类患者往往同时有虚证的表现，膏方完全可以祛邪扶正，达到即补虚又控制肌瘤或结节增大甚至缩小或消失的目的。胶类可以用阿胶补虚、鳖甲胶散结，贵细药材推荐用灵芝孢子粉等祛邪扶正。但也不建议用大补或纯补的处方。

需要注意的是，一般大于 5 厘米的子宫肌瘤出现明显症状、初诊确定乳腺恶性结节者不建议立即服用膏方，手术等治疗可能更适合。

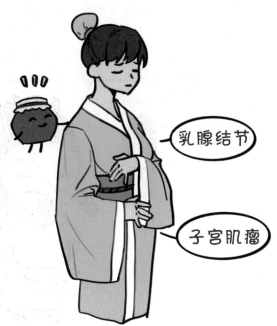

乳腺结节

子宫肌瘤

## 56. 备孕期间可以服用膏方吗

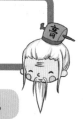

可以。

备孕期间不仅可以服用膏方，而且非常推荐服用膏方调理身体，目的主要有二：①通过补益气血、健脾补肾和调理月经，使机体更容易受孕。②增加机体抗病能力，避免孕后反复患病和用药，影响胎儿发育或导致流产，从而生一个健康的宝宝。

注意事项：①服用膏方期间，建议暂时采取避孕措施，服用完毕后再正式开始备孕。②服用膏方期间如果发现怀孕建议停服膏方。③如果膏方剩余较多可冷冻保存至哺乳期结束后再酌情服用。服用之前建议咨询医生。膏方需处理后才能食用（详见第107问）。

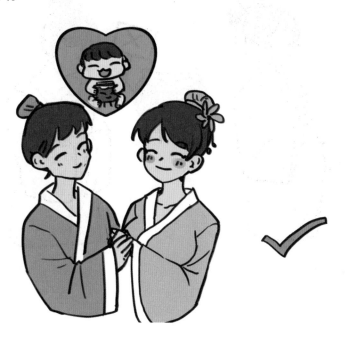

# 57. 怀孕或者哺乳期可以服用膏方吗

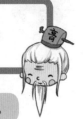

**不建议。**

　　女性孕期尤其是孕早期，非必要最好不要吃药，吃药可能对胎儿有影响，真的要吃也必须有严格的指征。哺乳期相对影响会小很多，但药物也会通过乳汁少量分泌。所以都不建议服用膏方。可以在备孕期未怀孕前用膏方调理身体。产后气血大亏，非常适合膏方调理，但也建议在断乳后再服用。

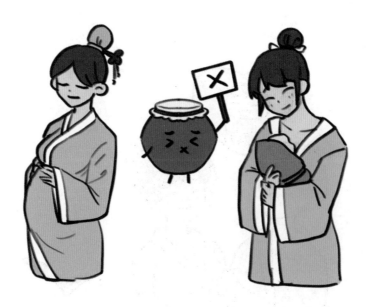

# 58. 男人可以吃阿胶吗

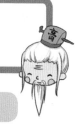

可以。

　　阿胶具有补血润燥、滋阴益肾、润肺止血的功效,《神农本草经》将其列为"上品",称"久服轻身益气",与人参、鹿茸并称"滋补三宝",是药食两用之品,被历代医家及名人所推崇。唐代药王孙思邈在《千金翼方》中记载:"主男子少腹痛,虚劳羸瘦,阴气不足,养肝气。"史料记载李世民戎马生涯之时食阿胶恢复元气,乾隆用阿胶扶元固本,成为中国历史上最长寿皇帝(88岁),赵构每进膳必食阿胶一盏(81岁)。阿胶入经典名方的有黄连阿胶汤、清燥救肺汤、补肺阿胶汤、炙甘草汤、猪苓汤、黄土汤、温经汤等,其中除了温经汤用于妇科疾病之外,均无性别之分,而且补肺阿胶汤还是专用于小儿的。由此可见,只要体质、病情相符,男性是完全可以服用阿胶的。

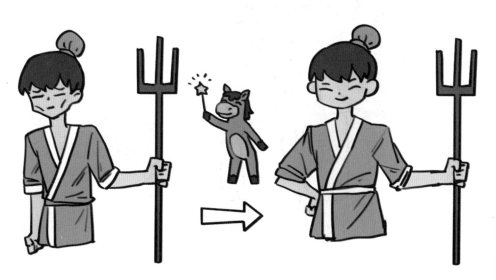

## 59. 男性头发早白、脱发可以服用膏方吗

**可以。**

中医学认为"发为血之余"，发的生长依靠精与血，"肾藏精"，"其华在发"。此外"肺主皮毛""脾胃为气血生化之源"，所以脱发与血虚、肾虚、肺虚、脾胃虚弱密切相关。若男性因工作压力较大、作息不规律、饮食不节、房劳过度等诸多因素导致精血亏损，就会出现头发早白、脱发等情况。当然也可能存在血瘀、湿热等实证情况。膏方以滋补见长，同时又可以兼顾实证，所以非常适合此类患者。

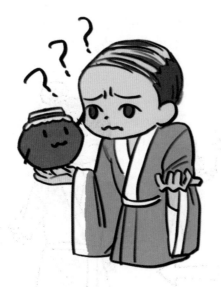

## 60. 男子性功能障碍可以服用膏方吗

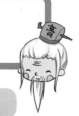

可以。

性功能障碍在中医里属于"阳痿""早泄"范畴，多由于命火衰微（注：肾阳虚衰）、心脾受损、恐惧伤肾、肝郁不舒、湿热下注，导致宗筋弛纵，引起阴茎痿软不举，或临房举而不坚，或遗精滑泄等病证。性功能障碍多需慢治缓调，应用膏方辨证论治、补虚泻实、综合调理甚是合适。

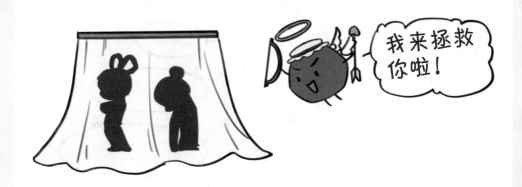

我来拯救你啦！

# 61. 男性慢性前列腺炎可以服用膏方吗

**可以。**

慢性前列腺炎属中医学"精浊"范畴，表现为尿频、尿急、尿灼热、尿滴白、尿余沥，会阴及腰骶部坠胀不适，射精刺痛等。病机为败精瘀浊阻滞精窍，有虚实之分，实为肝失疏泄，下焦湿热；虚为脾虚、肾虚。治疗原则为清热利湿、理气活血、通窍排浊、健脾补肾。急性发作期可使用汤剂控制症状，慢性期运用膏方缓调巩固，能收到满意的效果。

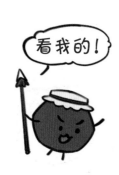

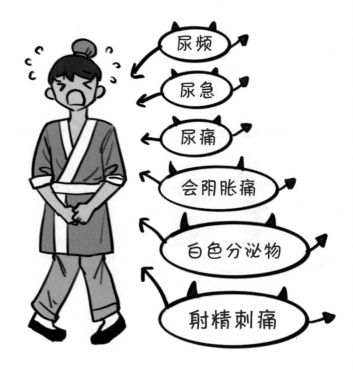

# 62. 男性前列腺增生可以服用膏方吗

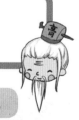

可以。

　　良性前列腺增生症是以尿频、尿急、排尿不畅、夜尿增多、排尿费力、尿线中断为主要临床症状的一种疾患，发病率、症状随年龄增长增加和加重。是困扰中老年尤其是老年男性的一个大问题。

　　前列腺增生中医称为精癃。基本病机为三焦失司，膀胱气化不利。分虚实两端，实为肺热壅盛、下焦血瘀、肝郁气滞、膀胱湿热；虚为肾阳亏虚、中气下陷。临床往往虚实兼夹。膏方以补肾益气、通利膀胱、活血消癃为治疗原则，适用于病情进展较缓慢、病程较长的患者，特别症状比较轻的时候开始服用，可以延缓疾病的进展，达到中医治未病的目的。出现急性尿潴留小便完全不通者不宜服用。

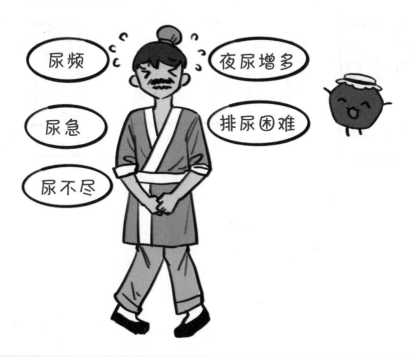

# 二、天时——什么时候服用膏方

## 63. 冬令膏方在哪个时间段服用

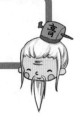

　　冬季膏方的服用时间段为立冬后、冬至前开始，立春结束，共有 3 个月时间。一料膏方服用一个半月左右，如果根据病情需要服用两料，那么需要及早开始服用。

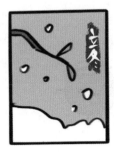
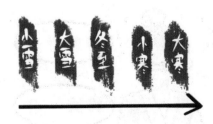
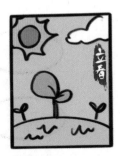

# 64. 其他季节可以服用膏方吗

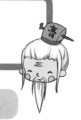

可以。

膏方不仅是冬季的专利，膏方可以一年四季服用。

（1）春生、夏长、秋收、冬藏，养生就是调节机体适应四季变化。

（2）处方关键不在于季节，而在于遵循中医辨证论治的原则。

（3）体质与疾病并非局限于冬季存在，也可以长期存在。

（4）满足特殊需求：例如学生益智减压；女性美容养颜；防霾、戒烟、保肝解酒、后疫情时期保健等。

（5）膏是八大中药传统剂型之一，并不是滋补剂的代名词。

（6）现代存放条件和制作工艺的改善。

其实四季膏方并不是新发明，据《慈禧光绪医方选议》记载，清代宫廷每月均有膏方。

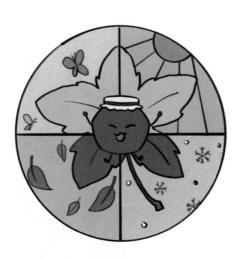

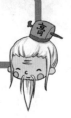

## 65. 四季膏与冬季膏有哪些不一样的地方

　　四季膏服用时间不局限，适应面更广。与冬季膏一样必须是一人一方，但不是简单的冬季膏的翻版。主要区别如下。

　　（1）功效：冬季膏以滋补为主，四季膏则以治疗、调理为主。

　　（2）胶类的选择：选择总原则遵循辨证论治（辨体施养），如血虚阳虚选用阿胶、鹿角胶，并不是因为天气转暖就不能选用，但在用量上要把握一个度。清补可选用龟甲胶、鳖甲胶、黄明胶。

　　（3）贵细类药物的选择：选择总原则遵循辨证论治（辨体施养），冬季别直参、冬虫夏草、鹿茸等温热类的滋补品会选择多一些。四季膏选鲜石斛（或枫斗）、西洋参等可降低燥性，避免上火。灵芝孢子粉补而不腻，适应证广，任何季节都可以选择。

　　（4）价格：四季膏清补、平补、细水长流，价位更接地气。

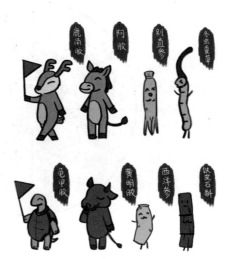

# 66.四季膏方适合哪些人服用

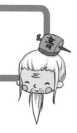

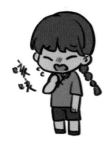

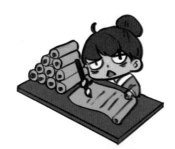

（1）慢性病患者及体质虚弱者：可以增强抗病能力，提高免疫功能，从而有利于疾病的控制和缓解。

（2）亚健康人群，过劳者（超体力或脑力或房劳）：调节情志、缓解压力、强身防病。

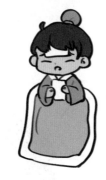

（3）病后、术后、产后：帮助机体尽快恢复元气。

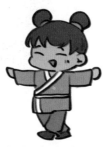

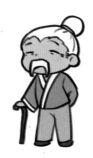

（4）女性备孕、更年期、有皮肤问题：优生优育、调节阴阳、美容养颜。

（5）青少年：助长发育，提高智力，缓解压力，尤其是考前。

（6）老年人：延缓衰老，延年益寿。

83

## 67. 觉得膏方效果很好，能否常年服用

**可以。**

觉得膏方效果很好，计划常年服用是可以的。但并不意味着一直服用同一张处方。在一料膏方服用结束前、准备下一次服用时医生会根据当前情况来决定是否需要调整处方。

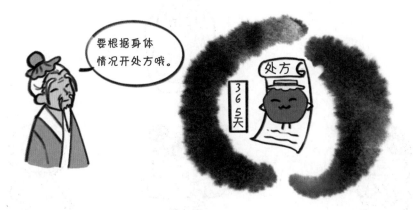

要根据身体情况开处方哦。

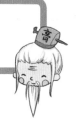

## 68. 膏方在一天中什么时候服用最好

　　应该根据膏方的具体功效来选择合适的服用时间。一般滋补类膏方宜空腹服；养心安神类的膏方宜睡前服。据临床观察，餐后服用并不影响疗效，所以为了避免胃肠道反应，尤其是治疗性的膏方，一般建议饭后半小时服用。

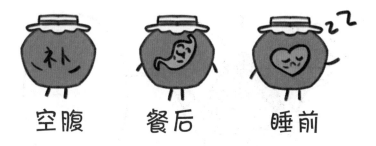

空腹　　　　餐后　　　　睡前

## 69. 膏方正常服用时长是多少

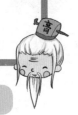

**1~2个月。**

每一料膏方的量取决于药物的出膏率、胶类的品种及用量、辅料的多少，一般 1~2 个月。其中冬令膏方相对可以开得多一些，服得久一些，45~60 天；四季膏短一些，30 天左右。

## 70. 今年吃了膏方效果非常好，明年还需要再吃吗

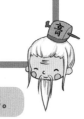

需要。

今年服用后效果好，说明药证对应，切中病机，明年可再次寻医复诊，根据病情适当增减药物，以巩固疗效，一般3年为1个疗程。

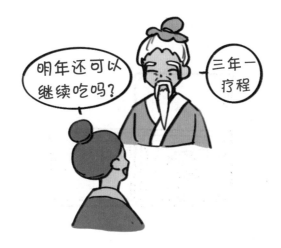

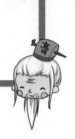

## 71.立春了，冬季的膏方还没吃完，还能继续吃吗

如果剩的不多，建议吃完。如果还需要很久才吃完可以放至冰箱冷冻室到次年的立冬再吃。次年服用前要重新咨询开方的医生，根据膏方的配方及病情，医生会建议是否适合继续服用。如果可以，还要看一下有没有变质，如果没有，保险起见也请再加工后服用（加工方法详见第 107 问）。

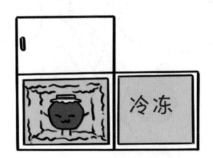

# 三、地利——不同地域开膏方会有差异吗

## 72. 不同地域开膏方会有差异吗

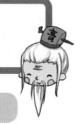

**会有一定差异。**

这个问题与中医治疗疾病讲究三因制宜中的"因地制宜"有关。因地制宜就是根据不同地区的地理特点，考虑治疗用药的原则。如西北地势高、寒冷干燥，东南地势低、闷热潮湿。《素问·五常政大论》曰："地有高下，气有温凉，高者气寒，下者气热。"《素问·异法方宜论》曰："一病而治不同，皆愈何也？岐伯对曰：地势使然也。"所以地理气候不同，治法也不同。

还有，中医有许多学术流派，膏方亦然，流派大多有明显的地域特征，如上海的海派膏方、江苏的龙砂膏方、浙江的浙派膏方、广东的岭南膏方等，遣方用药至制作工艺均有自己鲜明的特色。

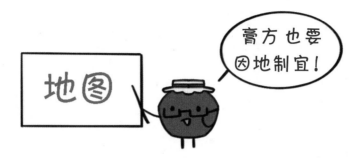

地图

膏方也要因地制宜！

第五章

# 膏方你吃对了吗

# 一、吃膏方前你做准备了吗

## 73. 开膏前需要做什么准备

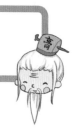

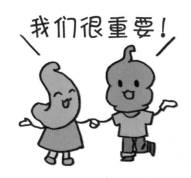

（1）开膏前需要注意脾胃状况：应先调理脾胃，即服"开路方"，为患者对膏滋药的消化吸收创造条件。中医认为"脾主运化""脾为后天之本""脾胃为气血生化之源"，只有脾胃功能正常，才能收到事半功倍的效果。

（2）开膏时最好带上自己的各种健康资料，包括体检表、病历、各种检查检验报告以及中医体质辨识、红外检测资料等；全面、详细的资料有助于医生对你全身健康状况的评估。如果没有相关资料，建议在膏方处方前做一些简单的检查，比如血压、血常规、生化等。

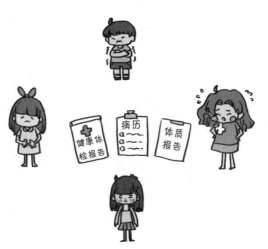

# 74. 每个人都要吃"开路方"吗

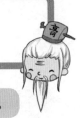

**不一定。**

原则上服用膏方之前，先用两周左右的开路方。①应用健脾利湿中药以通利肠胃，帮助膏方吸收。②一些患者提供的症状以及医师收集的其他临床资料较为复杂，一时难以确定用药原则，先以试探方开路，经两周左右服用后做出调整，为正式开出膏方打下基础。

部分人群胃肠功能良好，临床资料全面，处方思路清楚，可以直接为其开出膏方。

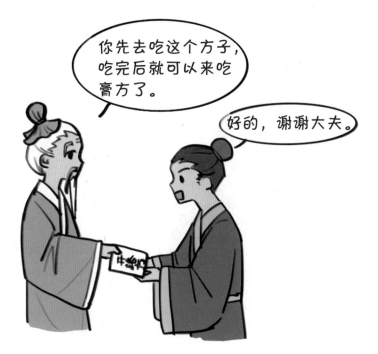

# 二、吃膏方时你注意了吗

## 75. 膏方的服用方法是什么

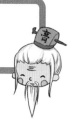

一般每日 2 次，每次一勺（大罐装）或一包（小包装），用开水调服，饭前为佳；有胃病的患者或处方中有比较多的可能对脾胃有影响的治疗药物，建议饭后半小时内服用。初次服用从半量开始，适应一周后，改为常规用量。

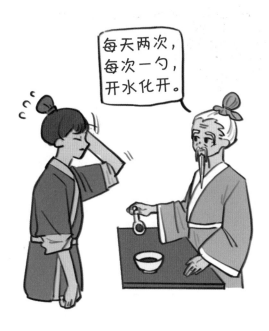

每天两次，
每次一勺，
开水化开。

# 76. 膏方是不是量服用越大越好

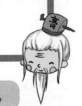

**不是。**

膏方与其他中药剂型一样，每次的服用剂量、每天的服用次数和持续时间都有一个度，这样才能最大程度地发挥出膏方的功效同时又不至于出现副作用。盲目地加大服用剂量往往会适得其反，对身体造成不良影响。

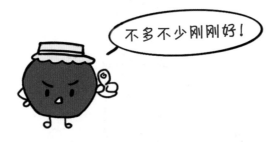

不多不少刚刚好！

x

# 78. 冲服膏方用温水还是滚开水

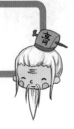

　　建议用滚开水冲服。因为一般情况下膏方需要冷藏，直接服用对肠胃不好，用滚水调过后正好温度适宜，若用温水则入口就偏凉了。

　　冲服，即用白开水调开一次量的膏（1 勺或 1 包），搅拌均匀后服用。另还有含化，也叫"噙化"，即把药膏含在口中慢慢咽下，此方法最常用于治疗慢性咽喉炎。如果是精制切片膏，直接嚼服即可。

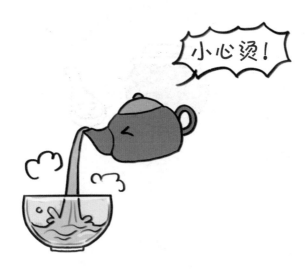

小心烫！

## 79. 每次服用膏方需要冲多少水

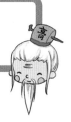

　　水量没有严格要求，一般 50 毫升左右，可多可少，儿童膏方量小，水也可以少一些，这个不影响药效。

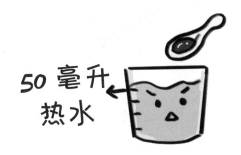

50 毫升
热水

# 80. 服用膏方平时需要配合饮食调节吗

需要。

如避免服用辛辣、油腻食物，补益膏方忌食白萝卜等，否则会降低膏方的疗效。更重要的是要根据自己的体质和病情来调节饮食，如属于阳虚者，应忌生冷饮食；若属于阴虚火旺者，应忌辛辣刺激食物；如为哮喘患者，应忌食海鲜等发物；痛风患者，应低嘌呤饮食等。

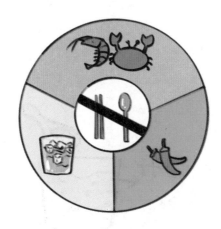

## 81. 服用膏方时能吃白萝卜吗

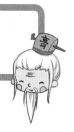

　　膏方中或多或少有补益的药物，尤其是膏方内有人参、黄芪等补气之品的应避免吃白萝卜。白萝卜有行气消食的作用，生用的话会削弱人参等补气药的补气作用。如果萝卜煮熟并与服膏方的时间错开，还是可以食用的。

　　胡萝卜可以吃。

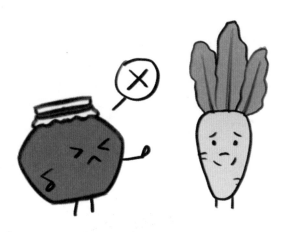

# 82.服用膏方时能吃绿豆和喝茶吗

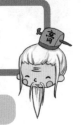

**不建议。**

　　绿豆清热消暑，属于凉性食物，不适合与温补的膏方同时吃。不仅如此，绿豆能"解百毒"，绿豆汤在古代是用来解毒的药物。茶也类似，传说中"神农尝百草，日中七十二毒，得茶而解之。"说明它们会削减药物尤其是补益药物的功效。这在现代研究中也得到了证实。如茶叶中含有鞣酸，鞣酸可与生物碱产生不溶性沉淀而影响药效的发挥，鞣酸还会结合铁元素导致贫血加重。

　　因而在服用膏方或其他中药剂型时，不建议喝绿豆汤和饮用茶水。如果平时养成了喝茶的习惯，一定想要喝茶，可以泡的尽量淡一点，并且与吃膏方的时间错开1小时以上，这样影响就不大了。

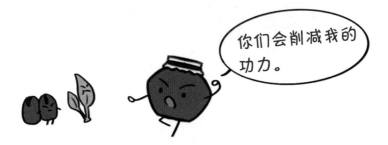

你们会削减我的功力。

**【小故事：神农尝百草】**

神农尝百草，日遇七十二毒，得茶而解之。

神农氏本是三皇之一，出生在烈山的一个石洞里，传说他牛头人身，有一个水晶般透明的肚子，吃下什么东西，人们都可以从他的胃肠里看得清清楚楚。那时候的人，吃东西都是生吞活剥的，因此经常闹病。神农为了解除人们的疾苦，就把看到的植物都尝试一遍，看看这些植物在肚子里的变化，判断哪些无毒、哪些有毒和有什么功效。当他尝到一种开白花的常绿树嫩叶时，就在肚子里从上到下，从下到上，到处流动洗涤，好似在肚子里检查什么，于是他就把这种绿叶称为"查"。

以后人们又把"查"叫成"茶"。神农长年累月地跋山涉水，尝试百草，每天都得中毒几十次，全靠茶来解救。

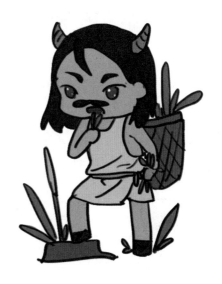

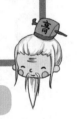

## 83. 服用膏方时可以喝酒和咖啡吗

**不建议。**

咖啡有较强的兴奋作用，对于睡眠质量较差的患者，平时就不适合饮用，也会降低安神类膏方的功效。咖啡中含有的单宁酸会刺激胃酸分泌，咖啡加之膏方一起服用会使胃部负担加重，尤其是对于胃病患者来说更不适宜。咖啡还会减少钙质吸收，引起骨质疏松，对于补益膏方如补肝肾、强筋骨的药物来说，也不适宜同时喝咖啡。咖啡的兴奋作用会和膏方中常用的贵细药材如人参之类作用叠加，会让人产生兴奋过度。所以不提倡服用膏方的同时喝咖啡。

酒对人体有利有弊，俗语讲"小酌怡情，大饮伤身"，适当饮酒可以加速血液循环、活血化瘀，中药里亦有通过用酒来炮制而改变药物性能从而达到治疗疾病的效果。但中医认为凡阴虚、失血及湿热甚者不宜饮酒。现代研究表明，酒精进入人体后，要通过肝脏进行代谢解毒，而药物也是如此。服用膏方期间饮酒，会导致药物代谢发生变化，从而影响药物疗效，或造成肝功能的损伤。过量饮酒或饮用烈酒，还会直接造成胃的伤害，如急性胃黏膜的损伤、上消化道出血等，与膏方叠加，更加重胃的负担。所以，在服用膏方时以不饮酒为佳。

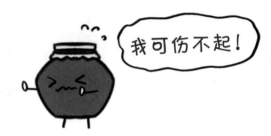

我可伤不起！

## 84. 膏方制作过程中放了黄酒，对一些特殊人群是否会有影响

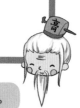

**不会。**

　　膏方制作过程中放了黄酒，对一些特殊人群（如酒精过敏、肝病、小朋友）是否会有影响？是否会算酒驾？

　　素膏中是不加黄酒的。荤膏中加黄酒也不是用来给患者当药喝，而是用来烊化荤膏和祛除荤膏腥味的。膏方在制作过程中经煎煮，酒精已经充分挥发，所以可以放心服用。

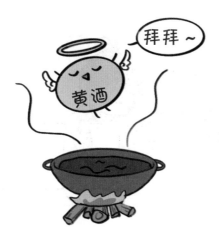

## 85. 月经期可以服用膏方吗

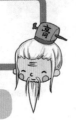

一般暂停服用。

经期一般需要理气活血，让月经顺畅，通常膏方偏补益，故经期宜暂停服用，待经期结束后再继续服用。

也有一些妇科膏方需要经期服用，这就要看开膏医生有没有特殊的医嘱。

育龄期妇女如果月经特别不规则或闭经，一般先要服中药汤剂按周期调治，方便每 1~2 周更换药方，不建议服用膏方。待病情稳定后可以服用膏方。

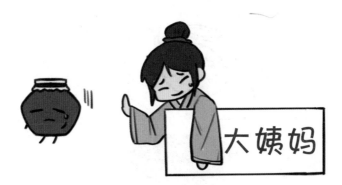

大姨妈

## 86. 感冒了, 膏方可以继续服用吗

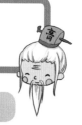

**暂停服用。**

　　膏方大部分偏补益, 中医将感冒理解为疾病尚在皮毛, 尚未深入, 此时治疗需要将疾病引出, 防止深入。补益类膏方过于滋腻, 不但不能帮助疾病外出, 反而助其深入, 就是我们平时所说的"闭门留寇"。所以暂停服用, 等感冒好了再继续服用。

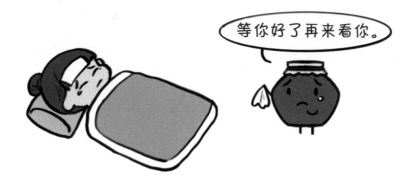

等你好了再来看你。

第六章

# 如何应对膏方服用中的常见问题

# 87. 吃了膏方胃不舒服怎么办

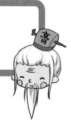

　　胃肠道反应是最常见的药物副反应。胃部不适主要症状有嗳气、反酸、胃痛、食欲减退等，出现胃部不适一方面与某些药物对胃有刺激有关，另一方面可能是因为患者的脾胃功能较差。应对措施如下。

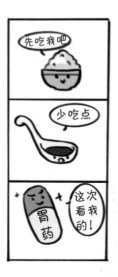

　　（1）吃膏方前先服用开路方。

　　（2）餐后半小时之内服用膏方。

　　（3）减少膏方的服用量，一天一次，一次一勺（包），或一天两次，一次半勺（包）。

　　（4）如若仍不能缓解，可以配合服用护胃药。

## 88. 吃了膏方出现长痘、口腔溃疡、便秘等上火症状怎么办

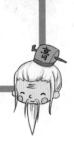

　　如果吃了膏方有上火的症状，可能是膏方中温补的药物偏多导致阴阳失衡，也有可能是生活方式不正常所致。应对措施如下。

　　（1）减少剂量服用。

　　（2）服膏同时可以喝菊花茶来降火。

　　（3）不熬夜。

　　（4）饮食清淡，避免食用辣椒、桂圆、羊肉、火锅、烧烤等容易上火的食物。

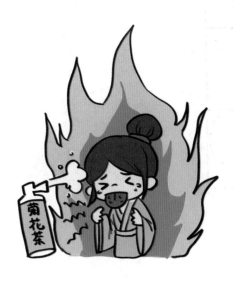

## 89.吃了膏方拉肚子怎么办

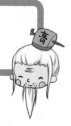

吃了膏方拉肚子可能是膏方处方偏于寒凉或滋腻损伤脾阳或脾虚难以吸收所致，也与生活方式不正常有关。应对措施如下。

（1）减量服用。

（2）要控制饮食，不吃辛辣刺激、油腻、生冷食物，水果也属于是生冷之品，不建议多吃。

注意保暖，尤其是腹部。

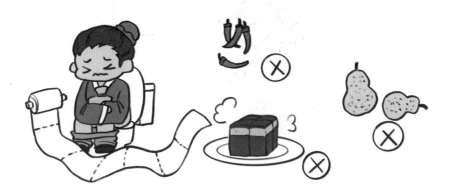

## 90. 吃完膏方后肚子老是咕噜咕噜的，排气较多，而且很臭，大便比平常偏黑，正常吗

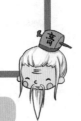

**正常。**

可能是服用膏方后加速体内的有害物质的排出，才出现这些症状，如果没有其他不适，可正常服用再观察一段时间。

但如果大便很黑，需要做大便常规检查，排除消化道出血。

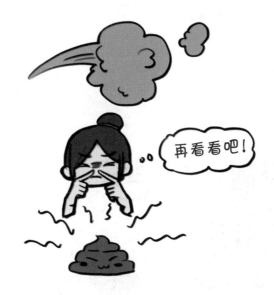

# 91. 刚吃了膏方有腹胀的感觉，减量后症状改善，会影响效果吗

**不会。**

有些人的胃肠道适应能力偏弱，膏方中又偏多滋补之品，服用膏方后会出现腹胀，建议减量服用一段时间，胃肠适应后再慢慢调整到原先的剂量服用。膏方补益或调理是一个比较缓慢的过程，不在于一时。一般一年一料膏方，服完即可，时间长一点没有关系。

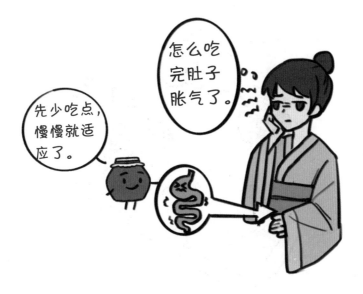

## 92.长期失眠，吃了膏方会不会上火，反而加重失眠呢

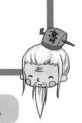

**不会。**

失眠中医称为"不寐"，不寐分很多类型，有寒有热，有虚有实，医生会针对个人病情开具膏方，膏方药物配伍得好，并不会上火，而且对失眠有较好的治疗效果。那些有吃了膏方会上火导致失眠加重想法的人，很有可能是把膏方当成了温补的代名词，这种观念需要纠正。

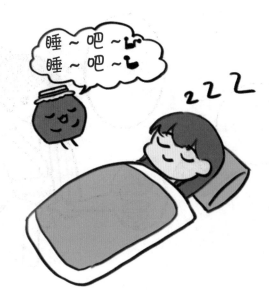

## 93. 服用膏方后，乏力改善，但夜间比平时兴奋，不容易入睡，该怎么办

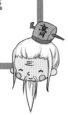

如果服用膏方后乏力较前改善，说明膏方有效，应该继续服用。之所以出现夜间兴奋可能与使用了某些补气提神类药物如人参等有关。建议改变服用膏方的时间，选择在早上和中午服用，夜间避免服用。

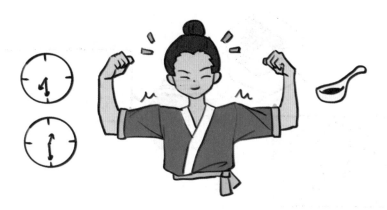

# 94. 服用膏方后，自觉体质明显增强，但体重也明显增加，怎么办

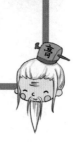

　　根据"因人而异"原则开立的膏方确有增强体质、提高免疫力等作用，一般情况下，当身体整体机能转好时，人的胃气旺盛，新陈代谢加快，对能量的需求较前增加，此时可能会出现体重增加。如果体重已经超重了，建议通过"管住嘴，迈开腿"来控制体重。此外，告知医生相关诉求，医生可在下次开膏方时增减药味，以达到既强身健体又降脂减肥的目的。

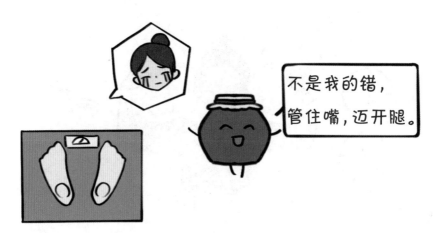

## 95. 服用膏方后，自觉喉中有黏痰，怎么办

　　膏方质地偏滋腻，较汤剂不宜消化吸收，对于少数脾虚痰湿之人，容易生痰聚湿，出现喉中痰多。

　　（1）平时应注意饮食清淡，忌甜黏油腻及辛辣炒货。

　　（2）必要时可加服健脾化痰中成药或茶饮。

　　（3）排除咽喉炎、气管炎及食管反流等疾病。

　　（4）次年开膏时告知医生情况，适当调整处方中药物，减少糖类用量。

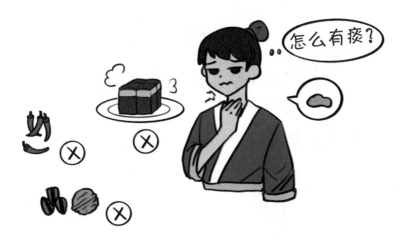

# 96. 服用膏方后出现头晕是怎么回事

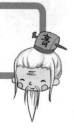

　　膏方如果辨证准确，处方得当，是不会导致头晕的。如果头晕，首先需要测量血压，如果血压偏高，需要找一下原因：如高血压病患者是否没有按时服药或者需要调整用药；如果没有高血压病史，怀疑与服膏有关（比如处方温补不当）则需暂时停服，找开膏医生咨询。如果血压不高，可以做进一步检查，排除其他病变后，膏方可以继续服用。

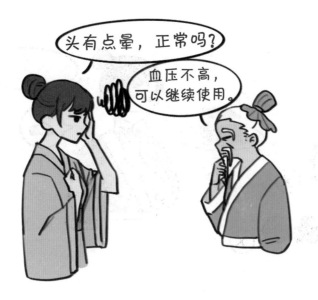

## 97. 服用膏方期间出现湿疹，可以继续吃吗

**建议暂停。**

如果湿疹比较严重，建议暂停服用，先去医院针对湿疹进行治疗，湿疹治疗改善后再服用膏方。如果患者湿疹反复发作，建议次年开膏时加入预防和治疗湿疹的药物。

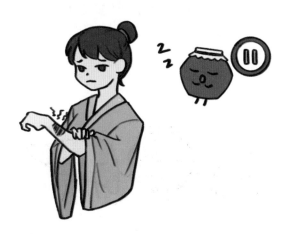

## 98. 服用膏方这么久会不会造成肝肾功能异常

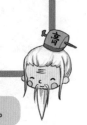

**一般不会。**

　　无论何种药物都需要在肝肾代谢，所以理论上讲对肝肾功能都有可能有影响。但大家大可不必担心，也不能因噎废食。

　　首先，膏方服用时间虽然比较长，但每天的药量却是非常小的（如大部分药物一料膏方的量相当于 10 天汤剂的量，即五分之一左右）；其次，能开具膏方的都是有多年临床经验的中医师，在遣方用药时会统筹考虑药物的作用和副反应，尽量避免使用经研究已证实有肝肾毒性的药物。

　　如果长期服用四季膏方，或本身有药物肝、酒精肝、脂肪肝、慢性病毒性肝炎、各类肾病的患者，还需定期检查肝肾功能。

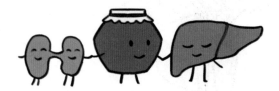

## 99. 服用膏方期间反复感冒导致停药会影响疗效吗

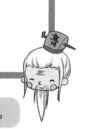

**影响不大。**

有不少患者就是因为机体免疫力下降、反复外感而选择服用膏方的。膏方对于此类人群有非常好的疗效。很多患者表示服用膏方后整年都不感冒了，或者感冒次数明显减少，症状明显减轻。但膏方并不是一朝一夕就能起效的，在服用期间很有可能再次感冒。感冒时膏方需要暂停，感冒后继续服用，直至服用完毕。其他疾病患者服用膏方期间外感也一样处理。

在服用膏方期间，还需做好个人调摄，尽量少外感，保证整个膏方服用过程的连贯性。

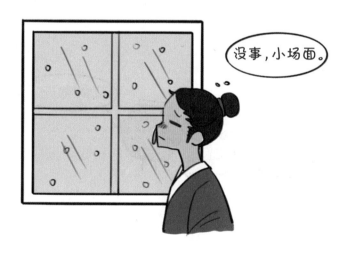

没事，小场面。

## 100. 膏方吃了 2 周没效果，怎么回事

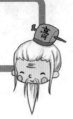

　　膏方起效是一个缓慢的过程，有些人今年服用了到第二年才会感觉有效果，如机体免疫力提高了，不感冒了或感冒次数减少了，疲劳减轻了等。自己短期感觉不到并不能代表膏方无效，需要做的是坚持服用。

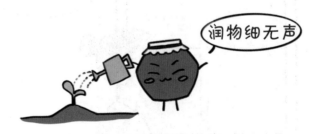

润物细无声

## 101. 膏方服用效果很好，可以和家人分享吗

**不可以。**

膏方是一人一方，针对个体的病情或体质开的，家人的情况不可能跟你完全一模一样，即使你觉得十分相像，其实还是有区别，所以不能混吃。协定膏方或成膏（类似于中成药）除外，但也需要专业中医师的指导和把关。

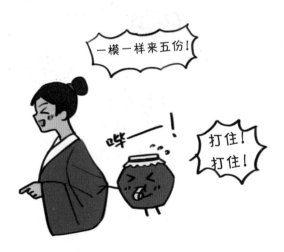

## 102. 膏方吃了没有别人效果好，还要不要再继续啊

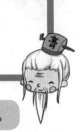

继续。

每个人的情况不一样，效果很难比较。如果服用期间没有出现明显不适，建议继续服用。如果要比较，也是自己跟自己服药前后比较。况且膏方调治疾病，缓慢起效，所以切不可操之过急。

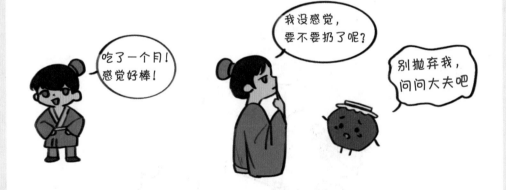

吃了一个月！
感觉好棒！

我没感觉，
要不要扔了呢？

别抛弃我，
问问大夫吧

## 103. 便秘服用膏方有效，停药后会不会复发

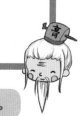

**一般不会。**

便秘服用膏方时有效，但如果只依赖药物，而不注意生活调摄，那停药后就有可能会重新便秘。

所以，平时要养成良好的生活习惯，如多吃水果、多饮水、多吃粗纤维蔬菜，多运动。最重要的是要养成定时排便习惯，同时可以做做腹部顺时针按摩。做到以上几点，就不至于停药后再出现便秘。

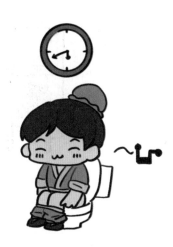

## 104. 膏方应该如何存放

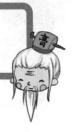

　　罐装膏方应该储存在瓷罐中，瓷罐一定要洗净、干燥、消毒并加盖。无论袋装还是罐装都建议存放在冰箱冷藏柜中。如果不是夏季，又没有冰箱，存放在阴凉干燥处亦可。另外，3~5 岁小儿建议选用素膏，枣泥、莲子泥、冰糖均可收膏，但应注意枣泥、莲子泥易变质，制膏前后均应冷藏。

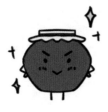

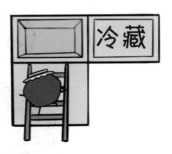

# 105. 膏方时间久了发现有霉斑，怎么办

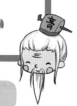

**一般不建议吃。**

发霉表明存放时间过长或不符合存放要求，霉菌及其产生的物质对健康不利。

如果是罐装膏方，仅表面有少量霉斑，剩余的膏方量比较多，可以用干净不沾水的勺子把有霉斑及其周边的部分挖出丢弃，余下的膏方隔水蒸沸半小时以上，冷却后放回冰箱保存。注意冷却时不能加盖，因为水蒸气凝聚在盖子上，水珠会掉落在膏方中，容易引起再次发霉。

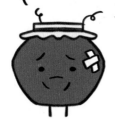

我病了,要"去腐留新""二次加工"。

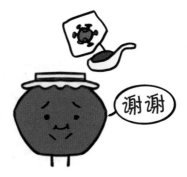

谢谢

## 106. 膏方的真空包装袋鼓鼓的, 还可以吃吗

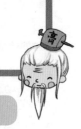

**不可以。**

食物或药物在发生变质后,微生物分解有机质时会产生气体,而且会伴随着异味,所以会出现涨袋现象。真空包装的膏方胀袋了说明膏方已经发生了变质,不能再吃了。

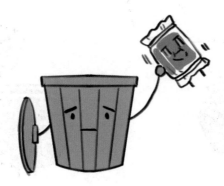

# 107. 膏方吃 3 个月了还没有吃完，还能继续吃吗

能。

膏方的服用时长没有严格的要求，任何 1 剂膏方只要没有发霉变质，都可以继续服用。

如果因为特殊情况当年未吃完，就需要冷冻保存。在下一次需要服用之前，将膏方从冷冻室取出，隔水炖（煮沸）30 分钟以上，冷却后加盖冷藏保存。

需要说明的是，如果病情发生变化另当别论。

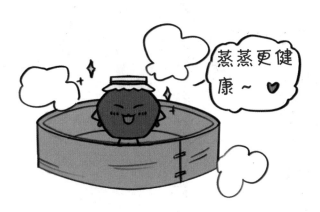

蒸蒸更健康～

## 108. 服用膏方过程中出现其他问题该怎么办

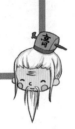

　　临床上情况复杂多变，可能还有其他问题没有包含在以上所讲的问题里面，可以咨询给您开具膏方的医生，由开膏医生来解答。

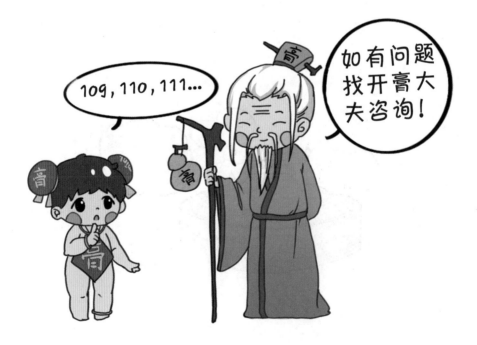

# 第七章

# 膏方制作自己来

## 常用膏方简介

# 1. 固元膏

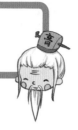

固元膏又名阿胶糕，据传是慈禧晚年非常喜欢的一道药膳，也有说此方是杨贵妃所创，常食可以滋阴养血，美容养颜，乌黑头发。

（1）材料：阿胶250克，黄酒500毫升，冰糖（或木糖醇）100克，红枣干100克，核桃仁100克，炒黑芝麻100克。

（2）制作流程

第一步：黄酒加适量水倒入锅中，大火煮开。

第二步：倒入阿胶，不断拌匀，直到阿胶全部融化。料理机事先打粉或前一天晚上将阿胶用酒浸泡烊化则更佳。

第三步：倒入冰糖（糖尿病者改木糖醇100克），不断拌匀至融化。

第四步：加入固体辅料红枣干、核桃仁一同熬制，不断拌匀，炒黑芝麻须在固元膏收膏前5分钟加入，这样口感更好。

第五步：不断拌匀，直至胶块呈现黏稠胶状滴下（挂旗）。

第六步：把熬好的膏全部均匀倒入准备好的容器内。长方体的容器最佳，便于切制。

第七步：放入冰箱内4~6小时，拿出切成小块状。装好放入冰箱，按次按需服用。

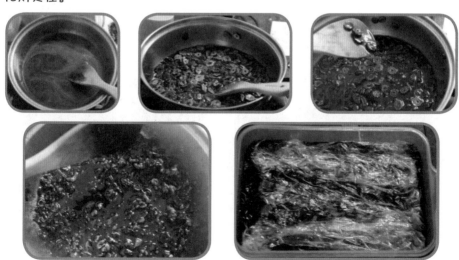

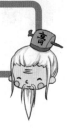

## 2. 桑椹膏

桑椹膏补血滋阴，生津润燥，适用于青年白发、病后体虚、形体消瘦、失眠多梦等症。

（1）材料：鲜桑椹 500 克，冰糖 30 克，麦芽糖（或蜂蜜）50 克。

（2）制作流程

第一步：鲜桑椹加冰糖和适量水倒入锅中。

第二步：开大火熬制，撇去浮沫。

第三步：加入麦芽糖（或蜂蜜），转小火慢慢熬制 1 小时，全程不断搅拌。

第四步：熬制成稠糊状，放凉后装入玻璃瓶中。放入冰箱保存，按次按需服用。

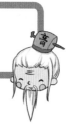

## 3. 秋梨膏

秋梨膏是由秋梨和祛痰中药配伍加工而成的药膳膏方，是《本草求原》中所载的"秋梨蜜膏"经宫廷御医加工演变而成，相传始于唐朝，具有润肺止咳、清热化痰、养阴生津、润肠通便的功效。可用于阴虚肺热之咳嗽痰黏、咽燥声哑、口干便秘等症状。

（1）材料：鸭梨或雪花梨8个（大），红枣（去核）50克，生姜10克，川贝母10克，茯苓25克，麦冬20克，葛根20克，罗汉果2个（拍扁），百合30克，冰糖30克，蜂蜜100克。

（2）制作流程

第一步：将生姜切片与准备好的川贝母、茯苓、麦冬、葛根、百合、红枣、罗汉果一起，用水500毫升浸泡半个小时。

第二步：把清洗干净的梨切成小块，去梨核、留梨皮，然后放入料理机打成泥。

第三步：将梨泥和药材全部倒入锅中，大火煮开，然后转小火继续煮40分钟。期间注意不要煳锅底。

第四步：将熬煮后的汤液过滤，再加到锅中，加冰糖，用小火慢慢熬煮至黏稠，不断用勺子搅拌以免糊底。

第五步：将熬制黏稠的秋梨膏自然冷却，冷却期间倒入蜂蜜搅匀。充分冷却后，倒入容器中密封，放冰箱冷藏即可。

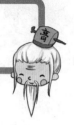

## 4. 枇杷膏

　　枇杷膏有润肺止咳、清热化痰、和胃下气之功，适用于秋燥、痰热咳嗽及胃热呕逆。

　　（1）材料：鲜枇杷果 500 克，鲜枇杷叶 50 克，蜂蜜 100 克。

　　（2）制作流程

　　第一步：将枇杷果、枇杷叶清洗干净，枇杷叶刷去背面绒毛，切细。

　　第二步：枇杷果去皮、核，果肉榨汁备用。

　　第三步：将切细的枇杷叶、榨汁后的残渣与枇杷皮、核一起放入锅中，加清水适量，水煎取汁。

　　第四步：合并汤汁与果肉榨汁，在锅中用小火浓缩，加入蜂蜜，慢慢熬煮至黏稠，放凉后装入玻璃瓶中，按次按需服用。

第八章

# 常见贵细药物简介

# 一、植物类贵细药物

**1. 人参**

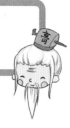

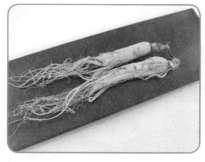

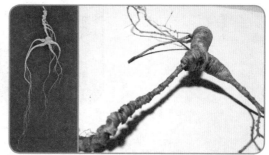

园　参　　　　　　　　　　　野山参

　　人参为五加科多年生草本植物，因其根如人形而得名人参。它喜寒冷、湿润的环境，主要分布于东北三省，以吉林省产量最大；其中栽培者称园参，野生者为野山参。

　　人参为参茸滋补之首，又称"百草之王"，具有悠久的药用历史，首载于《神农本草经》，列为上品。味甘味苦性平，归脾肺心经，具有大补元气、补脾益肺、生津、安神等功效，适用于身体虚弱、气血不足等人群，无论在国内还是在国外，都被公认为是延年益寿的佳品。但人参虽好，不适合实证、热证，服用不当会引起血压升高、流鼻血、过度兴奋、外感发热加重、小儿性早熟等副作用，所以在服用前要咨询中医师看自己的体质或病证是否适合。

## 2. 红参

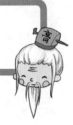

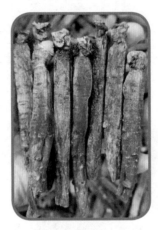

红 参

红参是蒸制后再干燥的人参，因其颜色为红棕色而得名。史书记载，红参的发明者为清太祖努尔哈赤，是为了防止人参易发霉变质，先用沸水焯过再晒干的人参制品。

红参在蒸制过程中，因热加工处理，成分上发生了变化，性由平变温，故其除了有补气作用之外还有温阳补血的功效。

## 3. 西洋参

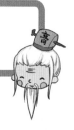

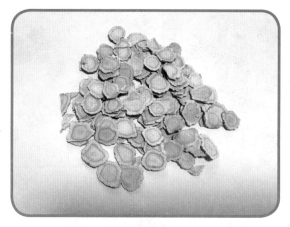

西洋参

西洋参为五加科多年生草本植物，因与人参同科同属，又来自大西洋海岸，所以得名西洋参。西洋参亦称花旗参、洋参、美国参，喜湿润气候，原产于加拿大与美国，又有"美洲人参"之称，于18世纪传入中国。

传统医学认为人参平偏温、红参性偏热，长期服用后可能会出现"上火"等现象；而西洋参性偏寒，药效和缓，应用范围较广，具有补气养阴、清热生津的功效，尤其适于气虚阴亏的年老体弱人群服用。

## 4. 铁皮石斛

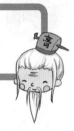

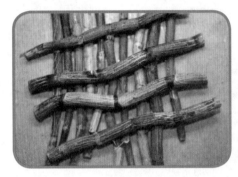

鲜铁皮石斛

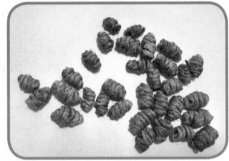

铁皮石斛

　　铁皮石斛为兰科多年生草本植物，主要分布于中国浙江、云南、安徽一带，喜欢生长在悬崖峭壁上，野生品稀少难得，为补益药中的补阴药。新鲜的铁皮石斛经干燥加工成螺旋状，又称铁皮枫斗。

　　铁皮石斛首载于《神农本草经》，列为上品，书中记载铁皮石斛具生津止渴等功能，对声音嘶哑有特殊疗效。因其特殊的生存环境和卓著的滋补功效，名列唐代道家典籍《道藏》记载的"中华九大仙草"之首。铁皮石斛有益胃生津、滋阴清热的功效，为养胃佳品，适用于体质虚弱、久病初愈、阴虚火旺、经常熬夜等人群。

# 5. 西红花

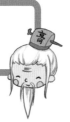

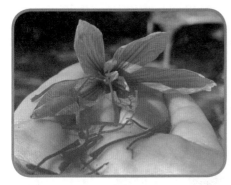

西红花

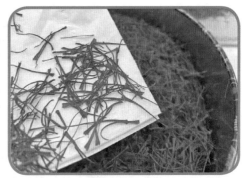

西红花

西红花为鸢尾科多年生草本植物，原产于伊朗、波斯及地中海等地区，明代传入中国，属贵细中药材。

西红花又称"藏红花"，名字中虽然有个"藏"字，但西红花的原产地并不是西藏，也不是西藏的特产。之所以叫藏红花，是因为随着佛教东进，西红花从伊朗，印度经西藏转运到我国，因此人们习惯称它为"藏红花"。受藏红花别称的影响，人们还是习惯在西藏等地购买西红花。

西红花既是珍贵的香料，也是名贵的药食同源品种，有"花中黄金"之称，是世界上最贵的药用植物。西红花性平味甘，具有活血化瘀、养血生新之功，适用于妇女血滞月经不调、心情忧郁、跌打损伤、瘀血作痛、黄褐斑等症。

# 6. 川贝母

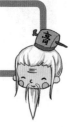

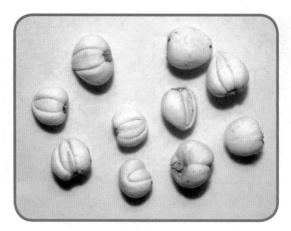

川贝母

川贝母为百合科多年生草本植物，生长在海拔 3000~4000 米的山坡草地或高寒湿润灌木丛中，主要分布在四川境内。它的品种来源众多，按性状不同分别习称"松贝""青贝""炉贝"和"栽培品"，其中以松贝质量为最佳。

川贝母是润肺止咳的名贵中药材，应用历史悠久，疗效卓著，人们常在秋冬季节用川贝母炖梨防肺燥。川贝母不仅具有良好的止咳化痰功效，而且能养肺阴、润肺而清肺热，是一味治疗久咳痰喘的良药。

# 二、动物类贵细药物

## 1.鹿茸

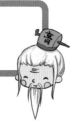

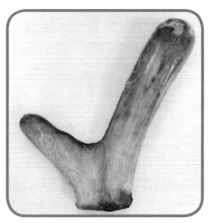

鹿 茸

　　鹿茸为鹿科动物梅花鹿或马鹿的雄鹿未骨化密生茸毛的幼角。前者习称"花鹿茸"，后者习称"马鹿茸"，主要分布于我国西北及东北三省，其中以东北产的"花鹿茸"质量最优。

　　古代医家认为，鹿为仙兽，乃纯阳之物，全身皆宝，而鹿的初生幼角——鹿茸更被视作"宝中之宝"。历代医家十分推崇鹿茸的补益作用，有"人参补气第一药，鹿茸补阳第一药"之称。

　　鹿茸性温而不燥，具有较好的补肾壮阳的作用，适用于备孕期男女双方、平素体虚等人群使用。

## 2.穿山甲

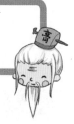

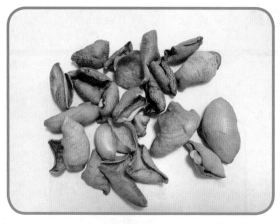

炮山甲片

穿山甲为鲮鲤科动物穿山甲的鳞甲。因其性喜欢穿山破土，全身又布满鳞甲而得名穿山甲。它全身有 600 多块角质鳞，生性胆小，昼伏夜出，喜食白蚁，又称"森林卫士"。现今穿山甲为稀有珍贵动物，被列为国家一级保护动物，药材也日渐稀少。穿山甲是传统膏方贵细药材，目前限制使用。

俗话云"穿山甲、王不留，妇女服了乳长流"。穿山甲善于走窜，性专行散，能活血散瘀、通行经络，常用于产后乳汁不通、癥瘕结块、风湿痹痛等症。须炮制后使用。

## 3. 羚羊角

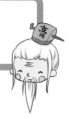

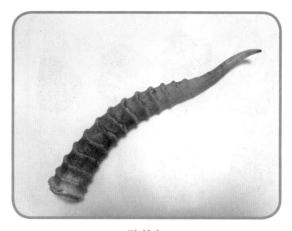

羚羊角

羚羊角为牛科动物赛加羚羊的角。赛加羚羊因其鼻部特别隆大而膨起又称"高鼻羚羊"，它主要分布在我国新疆西北部，与之接壤的俄罗斯也有分布。

羚羊角入药始载于《神农本草经》，至今已有 2000 多年的历史，可平肝息风，清肝明目，清热解毒，为挽救险证之要药。临床常用于手足抽搐、头晕目眩、头痛目赤、高热神昏等症。

羚羊角须粉碎成细粉后使用。

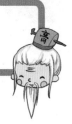

## 4. 紫河车

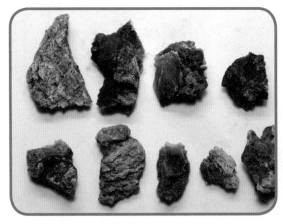

紫河车

　　紫河车为健康人的胎盘，又称胞衣。胎盘从母体娩出时为红色，稍放置即转紫色，因此入药时称为"紫河车"。古人认为它是由父精母血相合而成，乃血肉有情之品，非金石草木药可比，能大补元阳，为滋补珍品。

　　紫河车有双重滋补作用，既能壮阳又能滋阴。它性温味甘，具有温肾补精、益气养血功效，常用于不孕不育、头昏耳鸣、虚损羸瘦、体倦乏力、肺虚咳喘、脾虚少食等人群。

# 5. 海马

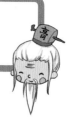

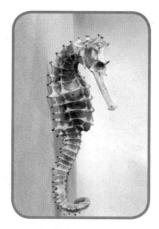

海　马

　　海马为海龙科动物线纹海马或同属数种海马的干燥体。许多人认为海马是一种马，其实不是，海马是生长在海里的一种特殊鱼类，因其头与躯干成直角，形似马头而得名海马。海马是地球上唯一一种雄性孕育后代的动物，是动物里面的例外。

　　明代《本草纲目》载海马有"暖水脏、壮阳道"功效，为补虚类中药，民间有"南方海马、北方人参"之说。常用于肾阳不足所致阳痿、尿频尿急、虚喘等症。

## 6. 蕲蛇

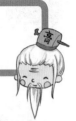

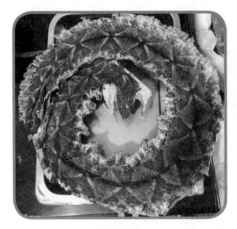

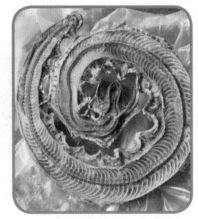

蕲 蛇　　　　　　　　　蕲 蛇

　　蕲蛇为蝰科动物五步蛇的干燥体。五步蛇学名尖吻蝮，是我国特有的一种毒蛇，多野生于山区或林木茂盛的阴湿地方，白天多盘卷不动，于夜间活动。湖北省蕲春县是明代医药学家李时珍的故乡，这里出产的五步蛇质量最佳，所以称它为蕲蛇。

　　《本草纲目》记载蕲蛇"能透骨搜风，截惊定搐……"为舒筋活络、镇痉、攻毒、祛风湿之要药，临床上常用于治疗类风湿关节炎、强直性脊柱炎、痛风腰椎间盘突出症等风湿免疫病，对一些恶性肿瘤也有较好的疗效。

# 三、微生物类贵细药物

## 1.灵芝孢子粉

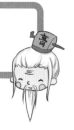

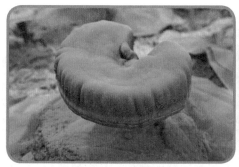

灵芝喷粉后

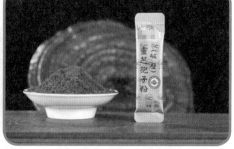

灵芝孢子粉

早在2000多年前《神农本草经》就将灵芝作为上品药收录于书中，言其"久食，轻身不老延年"。灵芝有"仙草""瑞草"之称，在民间也一直被视为滋补强壮、固本扶正的珍贵中草药。

灵芝孢子（粉）是灵芝成熟期弹射出来的生殖细胞，即灵芝的种子。每个灵芝孢子5~8微米，肉眼观察不到。肉眼能看到的就是许多孢子聚集在一起的粉状物质。

现代研究证实，灵芝孢子粉中含有三萜、多糖、甾醇等十几种不同类型的化合物，包括200多种不同结构的三萜类成分，是灵芝的精华部位。

灵芝孢子形似西瓜子，有双层坚硬的壁壳，壁壳占比65%左

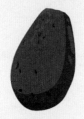
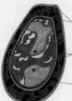

壁壳：65%左右

有效成分：10%左右

孢子油：25%左右

灵芝孢子结构图

右，如果不破壁就犹如我们将西瓜子直接吞入体内，结果是整颗排除体外，什么营养也吸收不到。灵芝孢子破壁后，其有效成分易吸收利用，但占比最大的壁壳、孢子油和有效成分仍混杂在一起，不仅有效成分含量低、易氧化，且有重金属超标等安全隐患。经现代先进工艺破壁加去壁处理后的灵芝孢子粉不仅更容易被人体吸收且有效成分含量高，故而疗效更好。

灵芝孢子粉含有多糖类、三萜类等多种活性成分，具有抗肿瘤、保肝、改善睡眠、增强免疫力等方面作用，主要用于以下三类人群：肿瘤患者（尤其是放化疗前后）、多种慢性病患者（慢性支气管炎、哮喘、失眠、高血压病、高脂血症、糖尿病、肝炎）、亚健康人群、特殊人群（男性保肝解酒、女性美容养颜、学生益智助考）。

由于其补而不腻，所以是清补养生的代表，目前被广泛应用于四季膏方。

## 2. 冬虫夏草

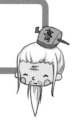

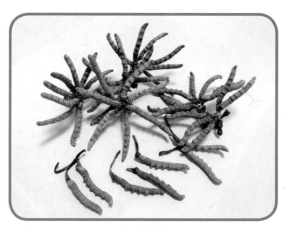

冬虫夏草

冬虫夏草是麦角菌科真菌冬虫夏草菌寄生在蝙蝠蛾科昆虫幼虫上的子座和幼虫尸体的复合体。冬虫夏草的藏语名为雅扎贡布，主要分布在青藏高原，这里生长环境恶劣，自然资源十分稀少，它是生物界一种罕见的奇特个体。

冬虫夏草具有补而不峻、温而不火、滋而不腻的药效特点，被誉为"百药之王"。它含有虫草素、虫草多糖、虫草酸等独特的成分，是一种能同时调节、平衡阴阳的中药，常用于各种慢性疾病以及肿瘤手术后的辅助治疗，尤其适用于肺虚肾虚的患者，如反复感冒、慢性支气管炎、哮喘、慢性肾脏疾病、腰酸耳鸣、性功能低下。

# 第九章

# 常见胶类简介

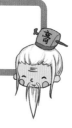

# 1. 阿胶（驴皮胶）

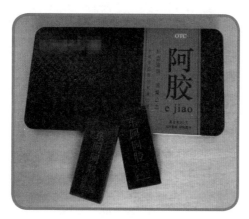

阿 胶

"万病皆由气血生，将相不和非敌攻。一盏阿胶常左右，扶元固本享太平。"明代何良俊写的《思生》这首诗，是阿胶功效的鲜活写照。

驴皮熬制而成的胶块称为驴皮胶，因山东"东阿"产的驴皮胶所用的水是"阿井"的水，故又名阿胶。古阿井水乃东阿得天独厚的地下水，它是太行山、泰山两山脉交汇的地下潜流，相对密度1.0038，富含多种矿物质和微量元素。此水熬胶，驴皮中的胶质与杂质易于分离，使胶质纯正，且有助药效发散。

阿胶味甘性平，无毒，久放者药效好；上品阿胶的性状描述为"黑如莹漆，光透如琥珀，质硬而脆，断面亮"；且"真者不作皮臭，夏月亦不湿软"。

《神农本草经》载：主心腹内崩，腰腹痛，四肢酸疼，女子下血安胎，久服轻身益气。阿胶味甘性平，不寒不燥，为治血虚之要药。能滋肾水、润肺燥、补阴血、止血，适用于阴虚血少而致虚烦不眠、习惯性流产、肺虚咳嗽、多种出血证，对女性美容养颜、延缓衰老等都有很好的疗效。

阿胶民间常单味熬膏，名固元膏，冬季女性服用固元膏已经成为一种民俗。由于其悠久的历史文化和独特价值，它也成为复方膏方中当之无愧的主角，可根据病情与其他胶类搭配使用。

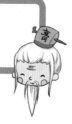

# 2. 鹿角胶

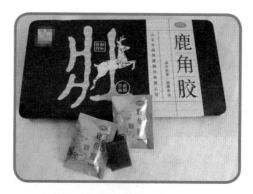

鹿角胶

鹿角胶为梅花鹿或马鹿的角煎熬而成的胶块。

鹿角胶味甘、咸，性温，入肝肾二经。能补肾阳、益精血、强筋骨、止血，适用于肝肾不足所致的腰膝酸冷、阳痿遗精、女子不孕、虚寒崩漏、子宫虚寒、便血尿血、阴疽肿痛等症。

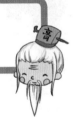

## 3. 龟甲胶

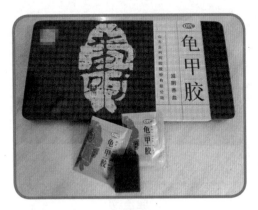

龟甲胶

龟甲胶为乌龟的背甲及腹甲煎熬而成的胶块。

龟甲胶甘咸而凉，能滋阴益肾、养血止血，适用于阴虚火旺、骨蒸盗汗、肾阴亏虚、崩漏等症。

## 4. 鳖甲胶

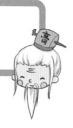

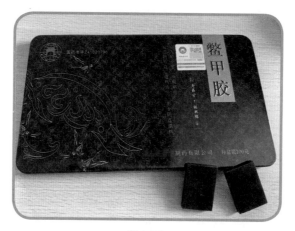

鳖甲胶

鳖甲胶为鳖的背甲煎熬而成的胶块。

鳖甲胶味咸性寒，入肝脾二经。能滋阴补血、退热除蒸、软坚散结，适用于阴虚潮热、骨蒸盗汗、温病后期阴液消耗以及肝脾肿大。如果女性有乳腺结节、子宫肌瘤又想服膏方或阿胶进补，可以配上适当比例的鳖甲胶。

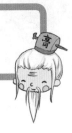

## 5. 黄明胶

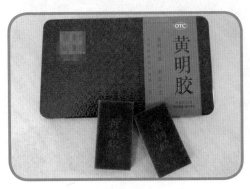

黄明胶

　　黄明胶由牛皮制作而成，《本草纲目》记载："黄明胶，一名牛皮胶，今方家所用黄明胶，多是牛皮，是二胶亦通用，其功用亦与阿胶仿佛，但性味平补，宜于虚热。"黄明胶滋阴润燥，养血止血的功效类似阿胶，但质地清爽，适合于肺燥、大肠燥患者，有通便的功效，即补而不腻。同时黄明胶的价格又大大低于阿胶。